JN318901

60代から簡単に頭を鍛える法

高島徹治

三笠書房

はじめに

この1冊で、生涯現役の「すごい頭」が手に入ります！

60代からの人生を、**幸せに生きる人と生きられない人**がいます。

その差は、1つ。「頭」の差です。

60代で頭が鍛えられている――つまり、覚える力と考える力を維持できれば、人生後半は素晴らしく幸せなものになるでしょう。

会社では皆から必要とされ、プライベートではパートナーや友人との時間を楽しく過ごせるといったように、1日1日が充実してきます。

「60歳を過ぎたら、記憶力も思考力も衰えていくだけじゃないか」――と言う人もいるかもしれませんが、それは大きな間違い。覚える力も考える力も、年齢とは関係ありません。

現に、私自身、これまでに社会保険労務士、行政書士、宅地建物取引士など、91の資格を取得してきましたが、資格を取り始めたのは53歳を過ぎてからです。大切なのは、ものの覚え方・考え方のちょっとしたコツを知ること。

それだけで、自分でも驚くほど頭が活性化されます。

そもそも、**60代で「年をとった」と考えること自体、間違っています**。

これまでの60代は、社会の一線を退き、あとは余生をのんびり過ごすというイメージがありました。しかし、いまの60代は違います。若いころから活発に消費活動をして、海外旅行も楽しんだとても活動的な世代です。「村の渡しの船頭さんは、今年60のおじいさん」という童謡がありましたが、いまはそんな時代ではありません。

子どもから手が離れて、ようやく人生を謳歌できるのが60代。

そして、**人生を楽しむには、頭を鍛えることが欠かせません**。

頭を鍛える必要性は、もう1つあります。わが国の平均寿命は、男女ともに80歳を超え（2014年厚生労働省調べ）、60歳で定年を迎えても、20年もの生活が続きます。

ところが、少子高齢化の進行とともに、年金の支給開始年齢は引き上げも検討されているありさま。退職金と年金をあてにした生活は、ほぼ不可能でしょう。「老後破産」を避けるには、頭を働かせるしかありません。

そう、人生を謳歌するためにも、老後の生活を安定させるためにも、**「生涯現役の頭」が必要**なのです。

本書では、付箋紙やノートなど、身近なものを使って「簡単に頭を鍛える法」をたくさん取り上げました。どれも、長年の経験にもとづいて、私が日々実践しているノウハウです。**バスやエレベーターのなかで、気軽にできるものばかり**です。

また、「寝る前30分間の過ごし方」「起きた後1分間の過ごし方」「質のよい睡眠のとり方」など、**生活習慣を少し工夫するだけで、みるみる頭が活発に動く方法**も記しました。本書がきっかけとなって、60代からの毎日が最高に充実したものになることを願っています。

高島徹治

『60代から簡単に頭を鍛える法』◆もくじ◆

2章 あなたの脳は、まだまだ覚えられます！

4章 60代からの人生は「読書」でさらに磨かれます

5章 一流の睡眠が、一流の60代をつくります！

6章 60代からすぐ使える「実用的な記憶法」

7章 60代から頭を磨くトレーニング法

1章

60代から始める！「頭を鍛える」生き方

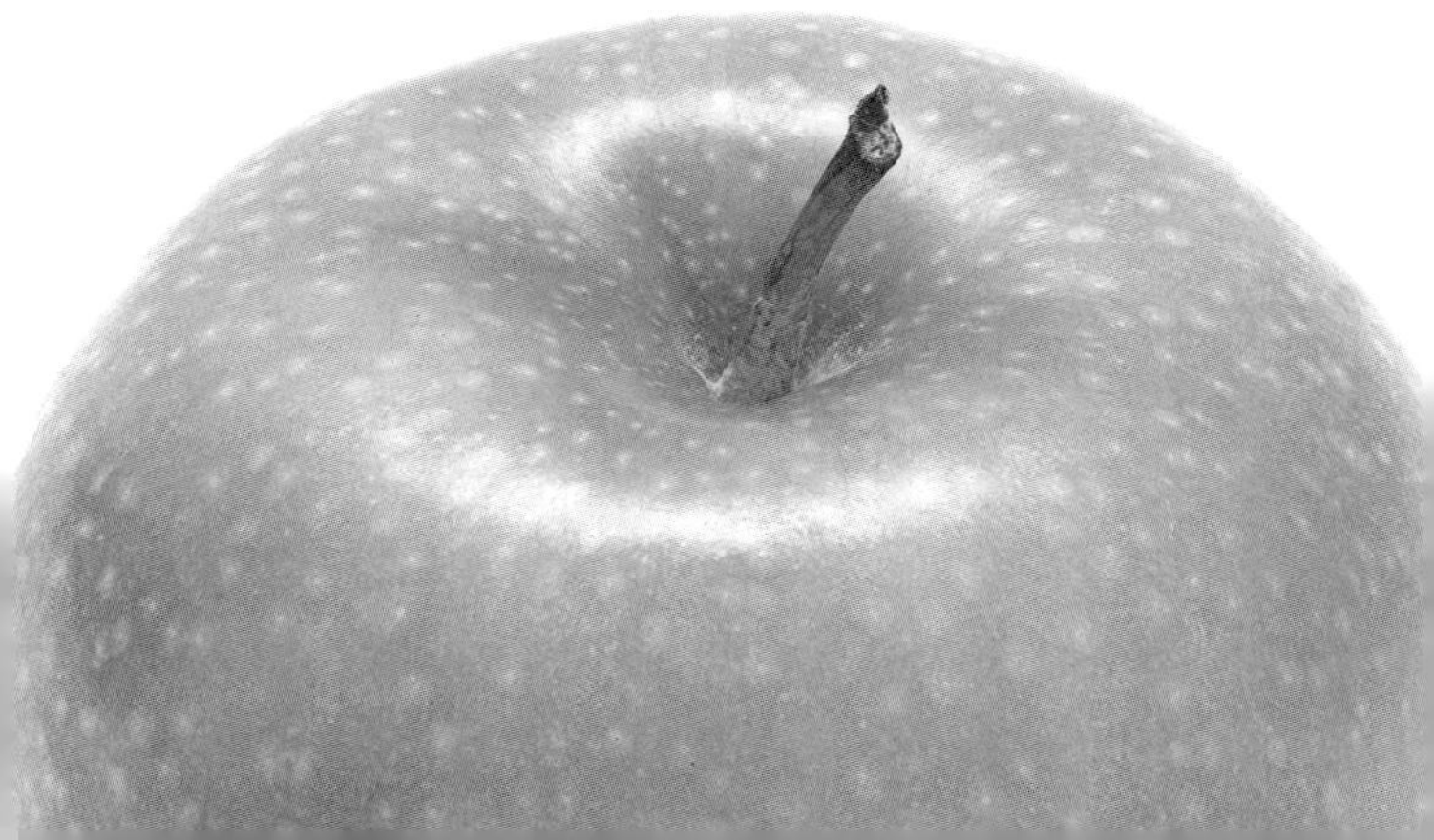

「すぐ思い出せない」のは「覚えていること」が多い証拠

60歳の頭は20歳の頭より「3倍の知識量」があります！

「年をとれば記憶力が衰えるのは当然」――そう思っていませんか？

しかし、それが正しくないことは、最近の研究で明らかになってきました。

20歳の若者でも、60歳の年長者でも、ものを覚える能力については、ほとんど差がありません。

むしろ、**20歳で「10」のことが覚えられるのなら、60歳でも「9」か「10」は覚えられる**のだと言います。

「そんなことはない。私は、年をとるにしたがって、もの忘れが増えてきた」

そう反論する人もいるでしょう。

それは半分正しくて、半分間違っています。

たしかに、年をとると、「もの忘れ」はしやすくなります。それは間違いありません。

しかし、年をとっても「記憶する能力」はほとんど衰えないのです。

「それではなぜ、記憶しているのに、もの忘れをするのか?」

ここにポイントがあります。

じつは、きちんと脳に記憶はしているけれども、思い出せないだけなのです。

もの忘れの原因は、「記憶力が衰える」ことではなく、「思い出す能力が衰える」ことによるもの。

脳に蓄えられた情報量は、年輩の人間のほうが多いはずです。それはそうでしょう。20歳よりも60歳のほうが、3倍長く生きているのですから。

私だって、いまどきの歌手の名前は知らなくても、戦後まもなくから昭和40年代ごろに活躍した歌手やグループの名前であればいくらでも思い出せます。少なくとも数で勝負をすれば、いまの20代の人より多く言えるでしょう。

でも、ここで問題になるのは、**大量に記憶された情報を、どうやってうまく引き出すか**です。

「えーと、あの歌手、なんていう名前だっけ。顔は覚えているんだけど……」

と、いくら多くのものを記憶していても、必要なときにとっさに出てこなくては意味がないのです。

私が「思い出す能力が衰える」と言ったのは、こうした現象をさしています。

タンスの引き出しを「スッと引く要領」で——

なかなか言葉が出ずに、「記憶力」自体が弱ったかのように感じてしまう人は多いかもしれません。

では、なぜ、とっさに言葉が出なくなってしまったのか？

脳から簡単に記憶を引き出す法！

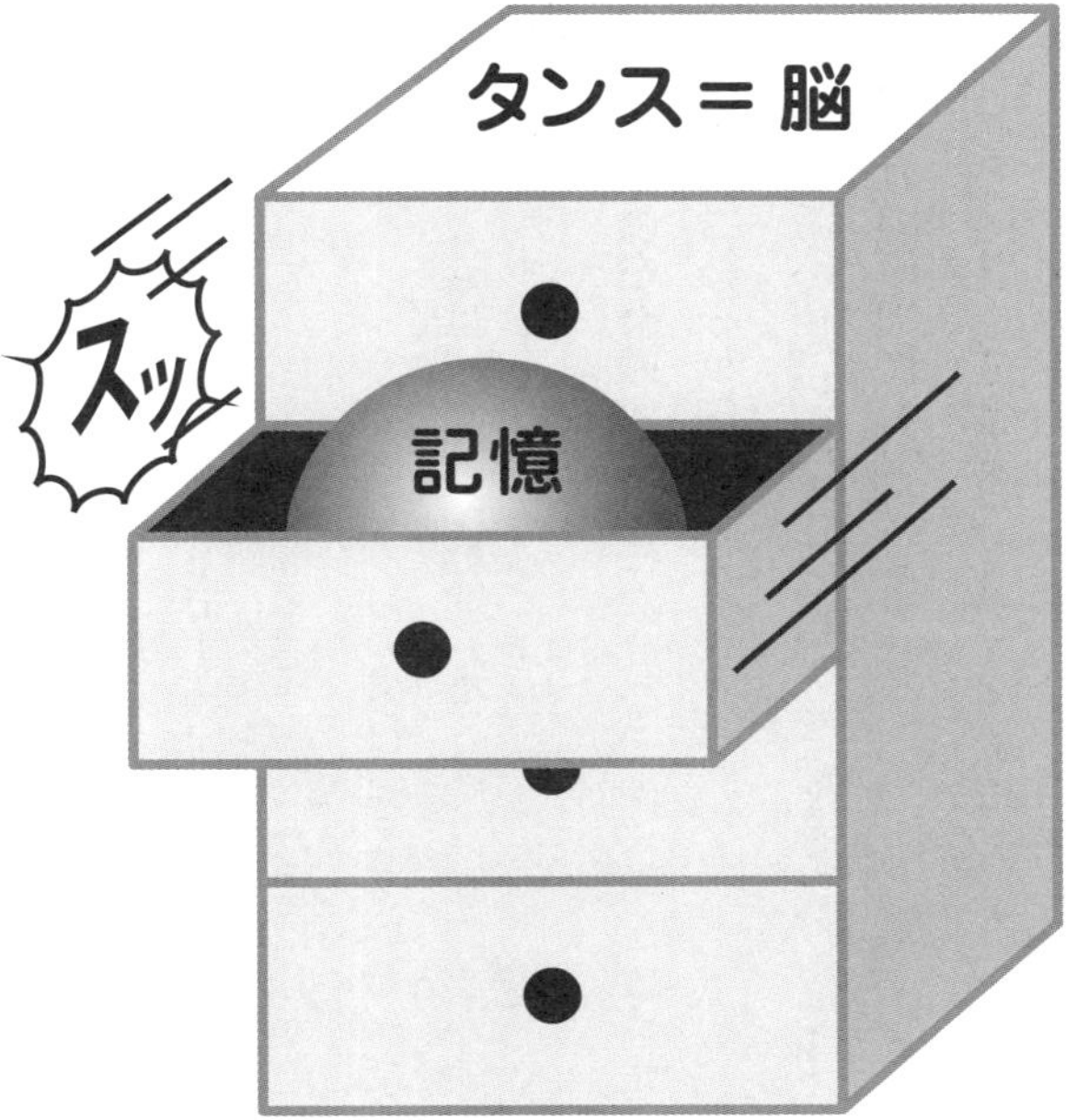

この本を読めば、
記憶を**瞬時**に**引き出す**こともできる！

それは、**覚えていることが多すぎるから**なのです。

60年以上にわたって蓄積してきた記憶から、必要なことがらをパッとタイミングよく思い出すのは、考えてみれば大変な作業です。

いつも使っている情報は思い出すのが簡単ですが、たまにしか使わない記憶は、なかなか思い出せません。

前述したように、若いときは、知識や経験が少なく、脳のなかの情報量は多くないので、必要な情報を見つけやすい状態にあります。

しかし、年をとると知識や経験が豊かになり、そのぶんだけ情報量が増えて、必要な情報を探しにくい状態になるからです。

情報量が多くなることで、思い出すこと自体をあきらめてしまう人も出てくるでしょう。それがもの忘れの原因にもなります。

たとえば、タンスの引き出しを想像してみてください。

しょっちゅう使っている引き出しは、スムーズに出し入れができますが、しばらく使っていないと歪んでしまい、なかなか引き出せません。

記憶もこれと同じこと。

脳の引き出しにしまった記憶を、どうすればスムーズに引き出せるのか？

それが重要な「もの忘れ」対策であり、本当の意味での「記憶力」を鍛えることになるのです。

ですから、もの忘れをしやすくなったからといって、心配することはありません。

大切な記憶は、必ず脳のどこかに保存されています。

あとは、それをいつでも引き出せるように、トレーニングさえ積めばいいのです。

「脳を使おう」と意識するだけで、脳は刺激されます！

「脳のネットワーク」を増やすコツ

「年をとると脳細胞が減るから、記憶力が悪くなる」

そう信じている人は多いかもしれません。でも、それは誤りです。

たしかに脳細胞の数は、生後1～2カ月までは増加するものの、それ以降、一部を除いて増えません。その数は、記憶や知覚など、高度な活動をつかさどる大脳皮質が約140億個、脳全体となると千数百億個にものぼります。

ところが、そうした脳細胞は、20代半ばを超えると、毎日約10万個以上が失われていく、と言われています。

「1日で10万個も細胞が死んだら、60歳にはどれくらいになってしまうのだろう」

そう心配する人もいるでしょう。

いやいや、ご心配なく。**脳細胞は数が多ければいいわけではありません。**それよりも、脳細胞どうしの結びつき――ネットワークのほうがはるかに大切なのです。

これは、パソコンに例えてみるとわかりやすいかもしれません。昔は、インターネットというものはなく、家のパソコンでできることといったら、せいぜい年賀状を印刷するくらいでした。

ところが、いまではパソコンの機能が飛躍的に高まりました。家にいながら世界中の情報が集められるだけでなく、何十年も会っていない友人とも、簡単に交流できるようになったのです。

脳もそれと同じでしょう。**たとえ脳細胞の数が減っても、脳のネットワークが増えていけば、それを十分にカバーして余りあるのです。**

刺激さえあれば、脳はけっして衰えません！

脳のネットワークにおいて、パソコンのネットワークにあたるのが、脳をつくる主役「ニューロン（神経細胞）」です。

ニューロンは、情報をやりとりする細胞で、その数は大脳で数百億個、小脳で1000億個、脳全体では千数百億個と言われています。

新しいことをしたり、新しいものを覚えたりして、脳に刺激が加わると、ニューロンからシナプス（ニューロンのつなぎ目）がニョキニョキと伸びて、ほかのニューロンと結ばれていきます。

そうして、**新しい回路がたくさんできれば、それだけ情報伝達のスピードが上がり、記憶力などの脳の働きが、飛躍的によくなります。**

新しいインターネット回線が次々に開通して、ネットワークがどんどんと増えていく様子をイメージしてください。

いくつになっても、脳は若返る！

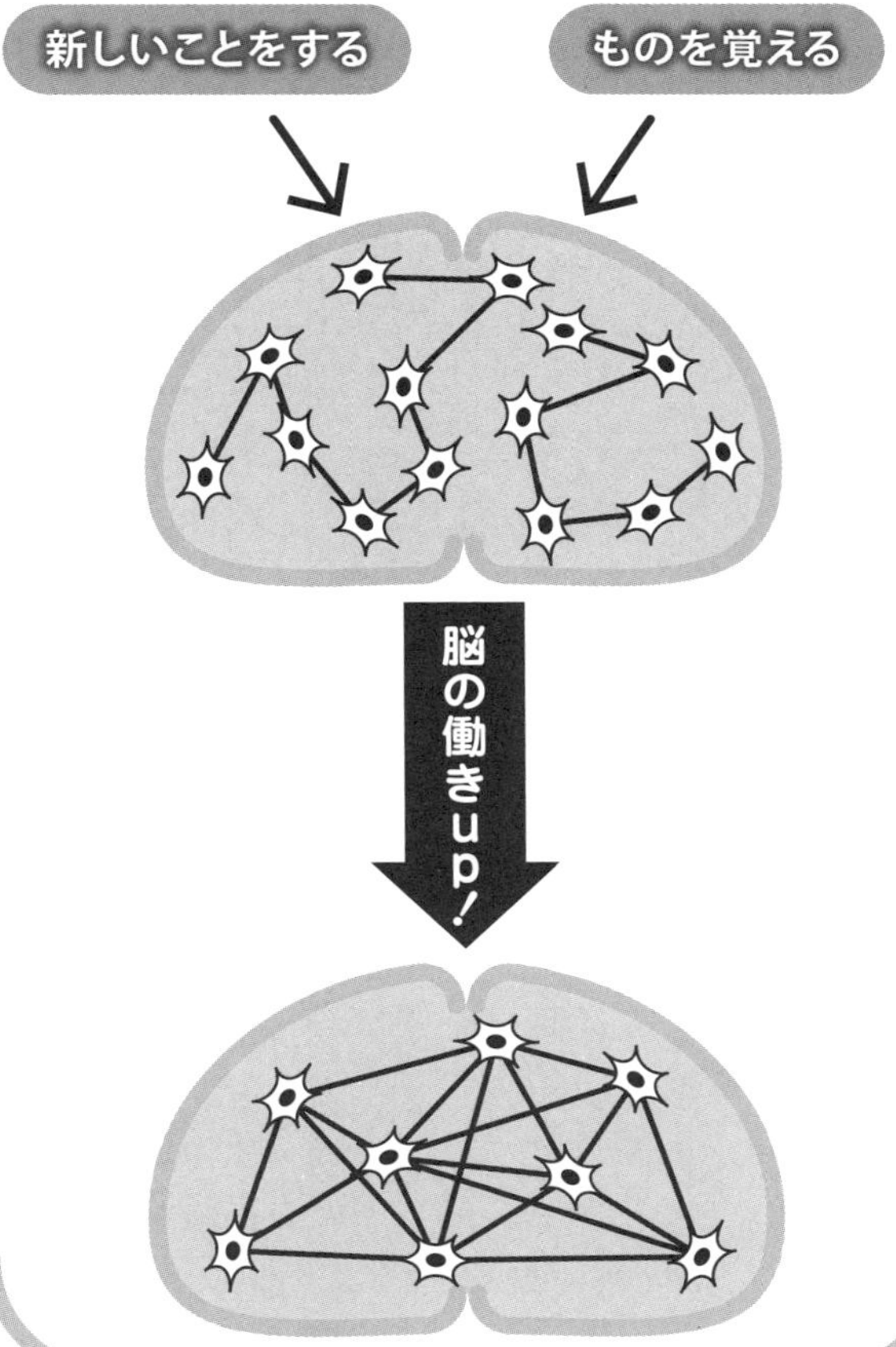

つまり、年をとって脳細胞の数が減っても、脳に刺激を与えることによって脳細胞のネットワークを増やしていけば、脳はけっして衰えないのです。

いや、まったく衰えないかどうかは保証できませんが、少なくとも日常生活ではほとんど問題ないほど、記憶力を維持できます。

ですから、脳細胞が1日に10万個減っても心配ありません。

ただし、脳を使わなければ、ニューロンは伸びません。

脳を使わなければ、脳細胞は減る一方で、ネットワークを増やせないのです。

人間の体には、「廃用萎縮《はいよういしゅく》」という性質があります。これは、使っていない器官は、徐々に衰えていくというもの。病気で何週間も寝たきりになっていると、足の筋肉が衰えて歩けなくなってしまうのも、これが原因です。

廃用萎縮は、脳にもあてはまります。

脳を使わないでいると、考える力も記憶力も衰えていきます。ですから、記憶力を磨くためには、日々脳をしっかりと使うことが、なによりも大切なのです。

つねに、**新しいことに興味を持ち、神経細胞に刺激を加え続けること。**

これが脳細胞のネットワークを増やすには、一番いい方法です。

ニューロンも生き物です。手垢のついた題材や、聞き飽きた発想には、あまり触手《しょくしゅ》を伸ばしてくれません。

そこで、できるだけ新鮮な、なにか工夫のある発想法なども取り入れるよう、意識して脳の使い方を工夫していきましょう。

脳をトレーニングする方法は、次の章で具体的に述べます。

「頭の使い方」を変えると、60代がさらに充実します！

「右脳で覚える」と忘れにくくなります

スーパーに行ったはいいけれど、なにかを買い忘れることがある。

また、買い物の途中で「あれ？　あとなにを頼まれたのだっけ？」と買うものを思い出せないことがある。

そのような経験はありませんか？

60歳を過ぎると、その手のもの忘れに、どうしても敏感に反応してしまうもの。忘れた本人にしてみれば「記憶力が衰えているのかなぁ」と暗い気持ちになりがちです。

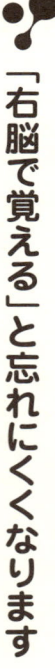

でも、心配はいりません。

「頭の使い方」にコツがあるのです。

買い忘れをして暗い気持ちになる——そんなことが今日からなくなる、効果抜群の記憶法を紹介します。

その方法とは、脳の特徴をうまく利用するもの。

左脳と右脳の働きについては、ご存じの方も多いでしょう。左脳、つまり大脳の左側は理論的なことがらを扱います。文字を読んだり、計算をしたりするときは、おもに左脳が活動しています。

これに対して、右脳は、感覚的なことがらを扱います。絵を見たり、料理を味わったりする際に、5感に訴える刺激を受けると、おもに右脳が活動するのです。

左脳と右脳は、扱うことがらが違うだけでなく、記憶の強さにも違いがあります。

たとえば、年をとるとこんな経験が多くなりませんか？

「なんだっけ、細長い魚でよく鮨《すし》のネタに使われる……うう、名前が出てこない」

姿や形は頭に浮かんでいるのに、名前が出てこない。

これは、**右脳を通じて刻み込まれたイメージの記憶は消えにくいのに対し、左脳を通じて覚えたものの名前は消えやすい**、ということを如実に示しています。

知ってました？ 図を書くと、右脳が動きます！

右脳に刻まれた記憶は消えにくい――。

この性質を上手に使うと、「あれ？ なにを買うのだっけ？」というもの忘れが防げるようになります。

ではどうすればいいかというと、買い物に行く前に、買いたい商品の姿や形を、頭に強くイメージするわけです。

具体的に言うと、「トマトを買ってくる」と言葉で覚えるのではなくて、スーパーの野菜売り場で、トマトをかごに入れている様子を頭に描く。こうすれば忘れにくくなります。

図でイメージすると、頭が鍛えられる

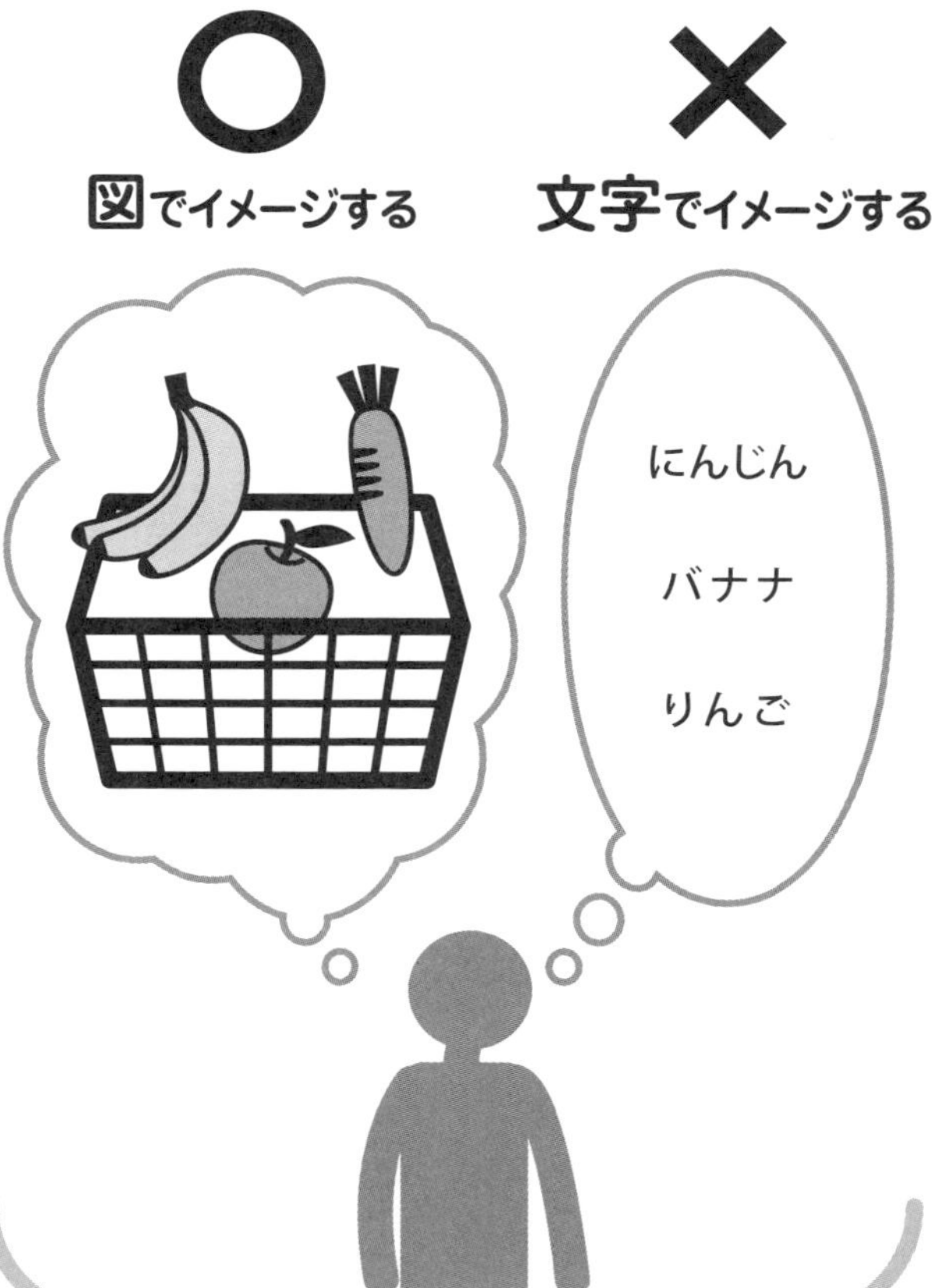
○
図でイメージする
×
文字でイメージする
にんじん
バナナ
りんご

このような右脳を活用した記憶術は、さまざまな場面で応用できます。

たとえば、書斎から居間に行ったものの、「なにをするんだっけ?」と忘れてしまうことはよくあります。それを防ぐには、居間に行って、自分がやることをしっかりとイメージしてから、書斎を出ればいいのです。

つまり、なにか行動を起こすときには、**「次に自分がなにをしているか」という姿を頭に思い描くことで、もの忘れの8割くらいは防げます。**

さらに、この右脳活用記憶術は、勉強法にも応用できます。

私が資格試験の勉強でよく使ったのが、「文字情報を図に置き換えて覚える」という方法。図にするといっても、けっして難しいことをするわけではありません。

たとえば、覚えるべき単語や文章を、ノートに順番に羅列しても、なかなか頭に入ってきませんね。それは、左脳しか使っていないからです。

そこで、今度はその項目をノートの上下左右に配置して、それぞれを枠で囲めば、右脳が動き出します。

劇的に覚えやすいノートのつくり方

覚えたいことを、
枠で囲むだけで記憶力up!

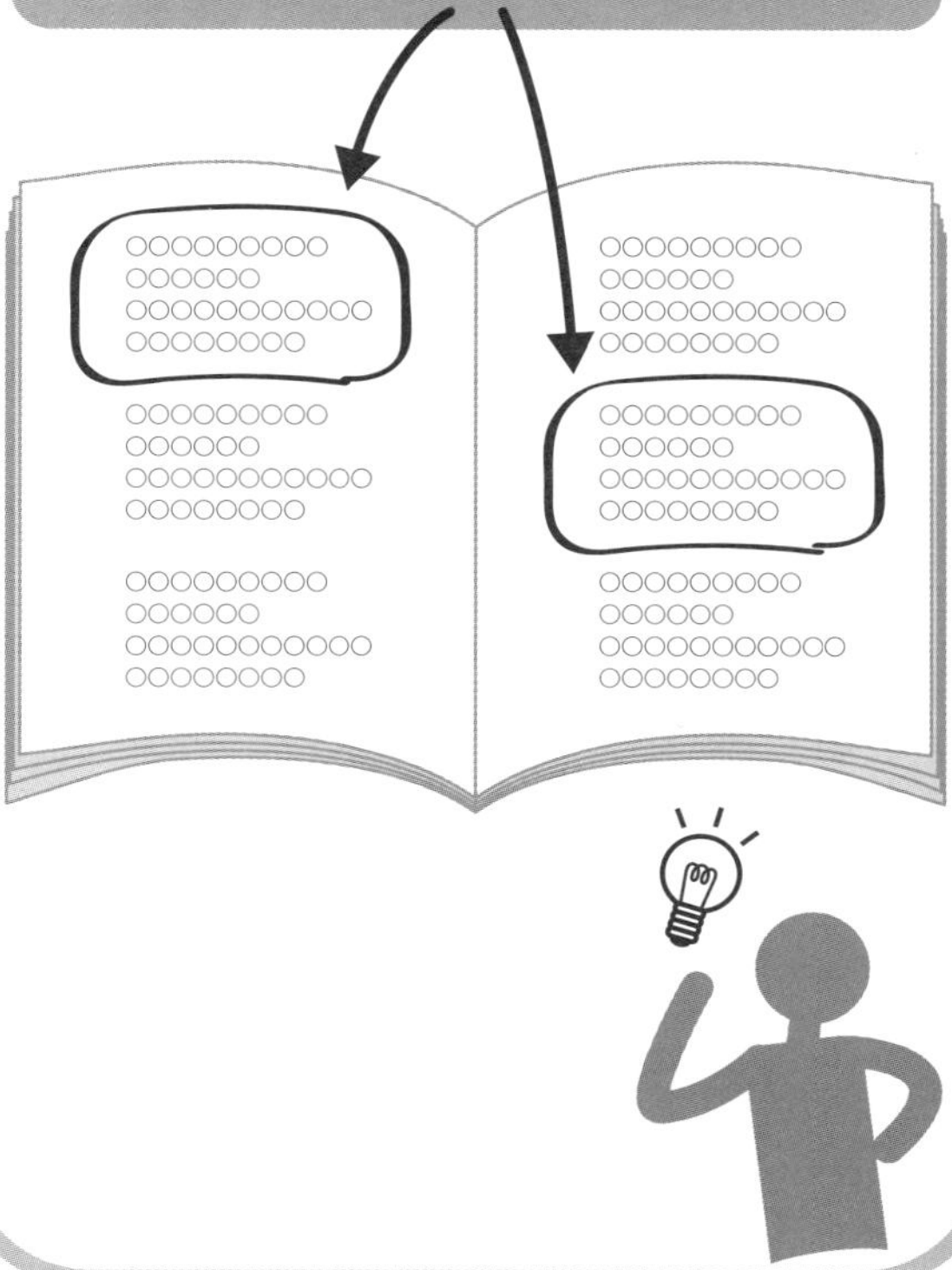

そうすれば、なにかを思い出すときに、「これは、あのページの左上に書いた単語だな」「右下にあった項目だ！」というように、イメージで記憶を引き出すことができるようになるのです。

そもそも勉強とは、「文字の情報を読んで覚えるもの」という左脳偏重《へんちょう》の傾向にあります。しかし、それでは脳が半分しか機能していないため、もったいない！

頭に絵や図を思い描いて、脳全体をフルに使えば、記憶力は大幅に上がります。

「声に出したこと」は脳は忘れない？

「ものを探す時間」は人生のムダ！　1年で5日の損！

「ケータイはどこに置いたっけ？」

「メガネはどこだ？」

——1日に何度も、こんな騒ぎに時間を割いていませんか？

それぞれ決まった置き場を決めていても、無意識のうちに別の場所に置いてしまい、あとで見つからなくなることがよくあります。

でも、**探しものだけで、1日に何十分もかけるなんて、まるで人生のムダ！**

1日20分かけたとしても、1カ月で10時間、1年で120時間をロスするのです。年に5日間も探しものをしている計算になります。

そこで、そんなムダを今日からなくせる、素晴らしい記憶法を紹介しましょう。

それが「声出し記憶法」です。

これは、**忘れてはならない動作をするときに、ハッキリと声に出す**というもの。たとえば、携帯電話をテーブルに置きながら「ケータイをテーブルに置いた」と、口に出すわけです。

こうすれば、置き場所を忘れることはありません。

なぜなら、置き場所を忘れるのは、無意識のうちに行動したのが原因だからです。声に出したり体を動かして、行動を意識化すれば、ハッキリと置き場所を頭に残せるようになります。

これほど確実な方法はありません。じつは、私は、この「声出し記憶法」をしばしば実行するのですが、家族には「みっともない」とよく言われます。ですが、やめるつもりは毛頭ありません。

人生の大切な数十分をムダにすることを思えば、他人からどう見えるかなんて些細な問題にすぎませんから。

覚えなくていいことは、覚えてはいけません

「声出し記憶法」は、ものの置き場所を探すとき以外にも活用できます。

わが家の階段の脇には、照明のスイッチが上下に並んでついています。上のスイッチは室内の照明で、下のスイッチは階段の照明。これを私はよく押し間違えるのです。

階段の照明をつけようとして、うっかり上のスイッチを押してしまう。そのたびに室内の照明を消してしまい、家族からひんしゅくを買っていました。

これではいけないと、**あるとき「階段は下」と声に出しながらスイッチを押してみました**。すると不思議なことに、それ以後は、二度と間違えなくなったではありませ

んか！

これも、「声出し記憶法」によって、行動を意識化できたおかげです。

このように、上と下、右と左というように、いつも選択に迷っているような場合にも、「声出し記憶法」は役に立ちます。

ちなみに、「階段は下」と覚えるだけではもの足りないからといって、「室内は上」という情報を加える必要はありません。階段が下なら、室内は上に決まっているからです。

覚える内容はなるべく少なくする、というのもまた、記憶法の大事なセオリーです。

5感を刺激するのが、頭を磨く基本

「黙読」より「音読」

俳優さんは、どうやってセリフを覚えているかご存じですか？

かねてから私は、年配の俳優が、長いセリフをよどみなく口にするのを見るたびに、「よく覚えられるなぁ」と不思議に思っていました。

すると、知り合いの俳優がこんなことを教えてくれたのです。

「セリフっていうのは、台本を読むだけではなかなか覚えられないものだよ。でもね、実際に声に出して、**身振りと組み合わせると、どんなに長くて難しいセリフでも忘れ**

ないんだ」

なるほど、と私は納得しました。

書いてある字をただ目で追っただけでは、よほどの天才でない限り、そう簡単に覚えられるものではありません。

でも、声を出して体を動かせば、脳にしっかりと刻まれます。

まさに「人間の脳の働きにかなった覚え方」と言ってよいでしょう。

この事実は、私たちの記憶力強化にも応用できます。

そもそも、なぜ声を出したり、体を動かすと記憶に定着するのでしょうか。

それは人間の持っている感覚を最大限に利用するからです。

人間には、「視覚」「聴覚」「嗅覚」「味覚」「触覚」という5つの感覚が備わっています。

いわゆる5感です。それぞれ、**目、耳、鼻、口、皮膚という感覚器官を通じて脳を刺激しているわけ**です。

これらの感覚を、できるだけ多く活用したほうが、効率よく記憶できます。

たとえば、新聞を読むときは、目で追うだけではなく、声に出して読んでみると、自分の声で新聞の内容が確認できるうえに、その情報が耳を通して脳に伝えられます。このとき、目、口、耳という3つの感覚器官を使っています。こうして脳が多方面から刺激を受けると、より活発に動くようになるわけです。

記憶に有効なのは、じつは「触感」？

先述した俳優さんは、5感だけでなく、身振りも使ってセリフを覚えています。ということは、皮膚を通じた「触覚」も利用していることになります。

触覚というのは、視覚や聴覚にくらべて、人間の本能的な部分に訴える感覚なので、さらに記憶効果が高まります。

たとえば英語のテキストならば、実際に体を動かしながら、会話の主になったような気分で覚えるとうまく頭に入ってきます。感情移入すれば、発音や抑揚《よくよう》なども早く身につくのです。

「でも、それは語学の勉強でしか使えないだろう」

と考える人もいるかもしれませんが、そんなことはありません！

じつは、**体をリラックスさせて、リズミカルに動かしながら覚えるほうが、はるかに記憶に残りやすい**のです。

テレビのニュースや特集番組で、イスラム教の聖典『コーラン』を勉強している子どもたちを見たことはありますか？

彼らは、必ずと言っていいほど、体を前後に動かしながら、声を出して読んでいます。驚くことに、そうすることで、彼らは少年のうちから、長い聖典のすべてを暗唱できるようになるのです。

みなさんのなかには小学生のころ、背筋をピンと伸ばして、微動だにせず勉強することがいいと教えられた人もいるかもしれません。しかし、早く覚えたいのならば、一見、行儀が悪く見えますが、体を動かしながら勉強したほうが、ずっと効果的なのです。

チョコレートを食べると頭がよくなるって、本当？

「蚊取り線香の匂い」でなにを思い出す？

5感のなかでも、**嗅覚と記憶は密接に結びついています。**

ある匂いをかいだとたん、何十年も前の記憶が、突如、イキイキとよみがえったという経験は、誰にでもあると思います。

私の友人に、蚊取り線香の匂いをかぐと、なぜか、子どものころに祖母の家の縁側で食べたスイカを思い出す、という人がいます。おそらく、「蚊取り線香の匂い↓祖母の家の縁側↓縁側で食べたスイカ」という記憶の復元回路が働いているのでしょう。

こうした脳の働きを利用しない手はありません。なにか覚えたいことがあったら、香りを利用するのです。

私は、こんな実験をしたことがあります。

平安時代の歴史を勉強するときに、部屋でお香を焚きました。部屋いっぱいに香りがたち込めた状態で勉強すると、不思議なほどによく頭に入りました。

すると、少し高級な懐石料理の店に行ったときなどに、お香の匂いがただよってくると、即座に、そのとき覚えた平安時代の出来事が頭に浮かんでくるではありませんか！

まさに、嗅覚と記憶がしっかりと結びついていることを、私は身をもって体感したのです。

また、アメリカのイエール大学のF・R・シャブ教授は、**チョコレートの香りが、記憶力を強化する**ことを実験で明らかにしています。

学生を2つのグループに分け、一方はチョコレートの香りを嗅ぎながら単語を記憶させ、もう一方は香りなしで記憶させるというテストを行ないました。

すると、明らかにチョコレートの香りを嗅いだグループのほうが成績がよかったというのです。

これは、**チョコレートの成分に、脳を活性化する「ポリフェノール」や、リラックス気分を促す「テオブロミン」が含まれているから**でしょう。

記憶力を強化する「香り」があります

チョコレートの香りが記憶力を強化する――こう明言するのは、立正大学認知心理学の山下富美代《やましたふみよ》名誉教授で、次のような実験をしています。

先ほどの、イエール大学の実験をさらに進め、香りで分けたチョコレート組と無香組に、ローズマリー組を加え、3グループに記憶再生のテストを行なったのです。

その結果、興味深いことがわかりました。文章を丸暗記する単純記憶のテストでは、チョコレート組とローズマリー組の2グループが、無香組の2倍近い成績をあげたのです。ここまでは、イエール大学の実験と同様ですね。

もっとも、文章の理解度を試すテストでは、香りの有無で差はほとんど見られませんでした。

この実験からわかるのは、とにかく**短時間に多くのものを覚えたいときは、嗅覚を刺激すること**。記憶力減退防止のトレーニングには、もってこいではありませんか。

では、じっくり考えるときに香りは必要ないかというと、そうではありません。

お香の話に戻りますが、私は京都という町が大好きなので、年に一～二度は家内と一緒に訪れ、お香を買ってくるのがならわしになっていました。お香をかいでいると、心が休まります。私にとって、お香の香りはどんなものにも勝る心のいやしなのです。

そして、**脳や体がリラックスした状態になれば、勉強の効率は高まり、学んだことがスッと頭に入ってくる**のは言うまでもありません。

いまでは、デパートに行けば、お香やアロマオイルが簡単に手に入るようになりました。ぜひ、いろいろと試して、自分に合った香りを見つけてください。

頭と心に効く香りとは？

頭をスッキリさせる香り	フローラル調	・ジャスミン ・ローズ ・ゼラニウム ・イランイラン ・ネロリ
	スパイシー調	・バジル ・セージ ・クローブ
	ミント調	・ペパーミント
心をホッコリさせる香り	ハーバル調	・ラベンダー ・カモミール ・マジョラム
	シトラス調	・レモン ・ベルガモット
	ウッディ調	・サンダルウッド ・シダーウッド

（鳥居鎮夫　東邦大学名誉教授）

香りには、それぞれの効果があります。頭がさえる香りや、気分がリラックスする香りなど、TPOに合わせて香りを使い分けることができれば、間違いなく脳の働きはアップするでしょう。

ロンドンのタクシー運転手は年々、記憶力がよくなっている？

頭のなか、整理整頓していますか？

脳のしくみがわかると、もっと効率的に記憶力を鍛えることができます。

ここで、脳のなかで、最も記憶と深く結びついている器官を紹介しましょう。

それは**「海馬《かいば》」と呼ばれる小さな器官**です。

脳は大きく分けると、大脳、小脳、脳幹の3つの部分で構成されています。「海馬」は大脳のなかにあり、断面がタツノオトシゴのような形をしています。

タツノオトシゴは、英語でSeahorse（シーホース）と言います。それを直訳して、海馬と名づけられました。

海馬は「記憶の司令塔」とも呼ばれるほどに、記憶にとって重要な器官です。簡単にその働きを説明しましょう。

目や耳を通じて外部から情報が与えられると、それはまず脳のなかにある海馬に集められて、内容が一時的に保存されます。

次に、海馬はそのなかから覚えておくべきことがらを、大脳の表面にある「大脳皮質」という場所に割り振ります。大脳皮質は、記憶の貯蔵庫であり、膨大な量の情報が保存されています。

こうした脳の細かい働きによって、私たちは何十年も前のことを覚えていられるのです。

また、海馬の働きは、情報を割り振るだけではありません。

その逆の作業として、**必要に応じて大脳皮質から情報を取り出してくるのも海馬の役割**と言えます。つまり、「覚える」ことに加えて、「思い出す」ことに海馬は深くかかわっているのです。

記憶力というのは、もちろん単にたくさんの情報を保存していればいいわけではありません。

前にも述べましたが、必要なときに、必要な情報をすばやく引き出せるかどうかも、記憶力の大きな要素となります。

その点で、海馬は「記憶の司令塔」と呼ぶにふさわしい役割をしているのです。

60歳から頭を鍛え、記憶力を強化するには、この海馬の働きが欠かせません。

年をとって脳細胞が減っても、ニューロンが伸びれば記憶力が衰えない、と前述しました。それと同時に「海馬の働きを健康に保つ」のも非常に重要なのです。

いくら年が若くて脳細胞の数が多くても、海馬がうまく働いていなければ、記憶力は高まりません。

そんな人の大脳皮質は、散らかった部屋のようなもの。

情報を整理して大脳皮質に保存できないので、必要なものを探そうとしても、なかなか見つからないのです。

逆に、年をとって脳細胞の数が減っても、海馬がしっかりと働いていれば、情報は大脳皮質に整理して保存されます。このときの大脳皮質は、いわば整理整頓された机です。机の上も引き出しのなかも、どこになにがあるのかがすぐにわかるので、必要な情報を早く取り出せます。

すべては海馬の働きにかかっています。

それだけ海馬は、大切な器官なのです。

60年──「人生経験」フル活用法

脳科学の発達によって、海馬に関する大きな発見がありました。

本書の冒頭では「脳細胞はほとんど増えない」と書きましたが、**海馬の脳細胞だけは、年をとっても細胞分裂をして増える**ことがわかったのです。

これは、イギリスのロンドン大学で教鞭をとる認知神経科学者のエレノア・マグワ

60代から記憶力を高めるコツ

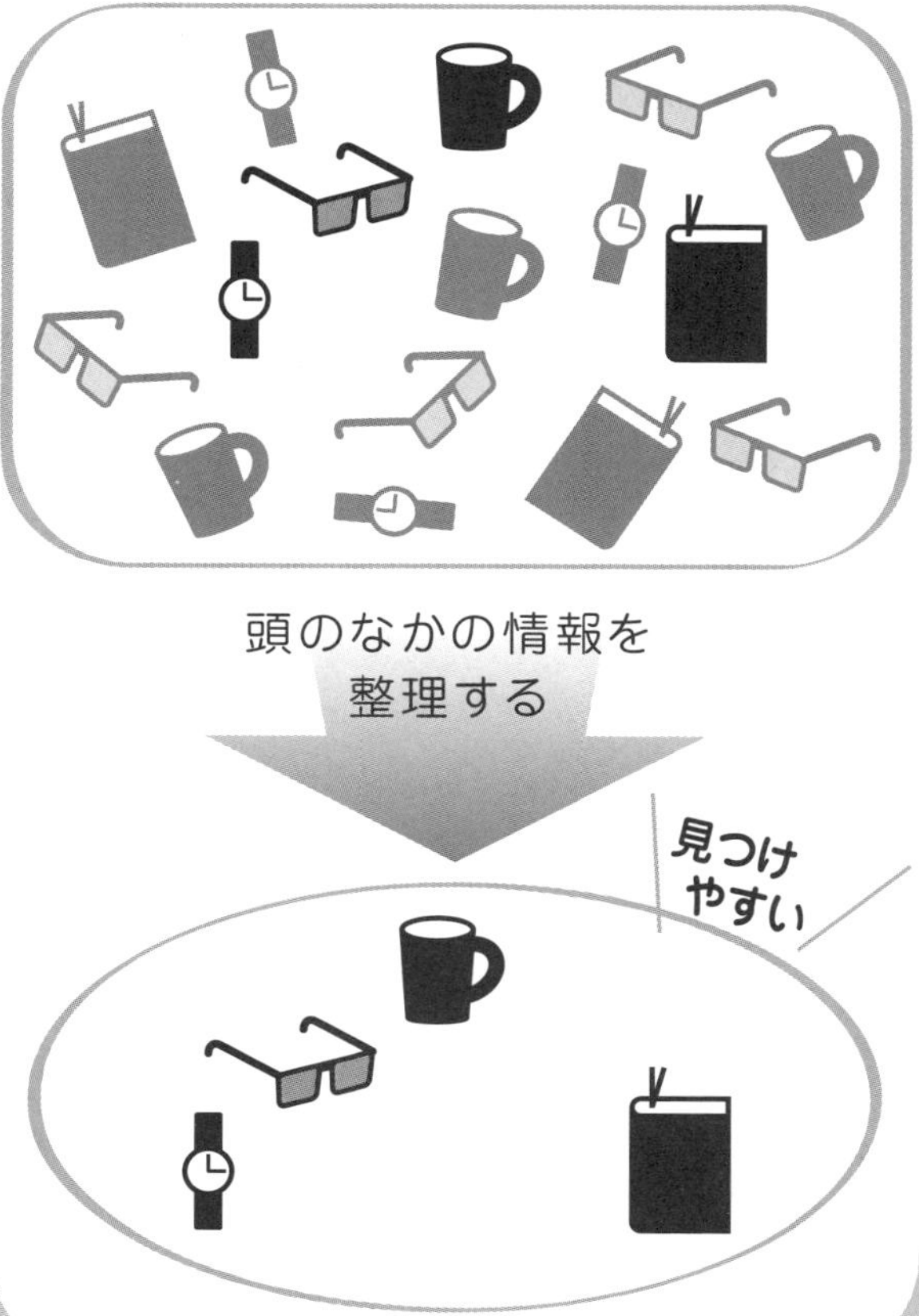

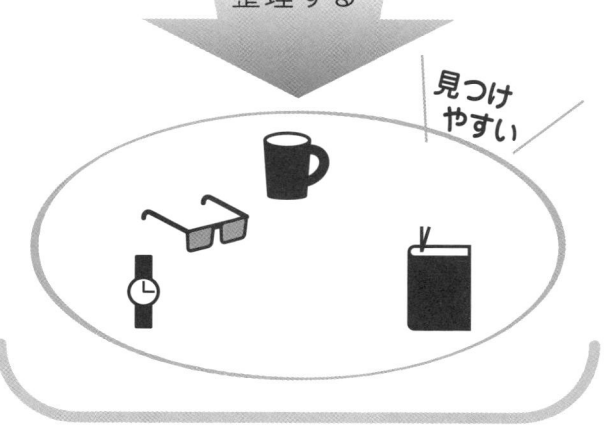

イア教授が発見しました。マグワイア教授は、ロンドンのタクシー運転手の脳を精査することによって判明したのです。

なぜ、タクシー運転手を対象にしたかというと、それには明確な理由があります。ロンドンで正規のタクシー運転手になるには、「ザ・ナレッジ」と呼ばれる難関試験をパスしなければなりませんでした。

この試験は、３２０の正規の道路をはじめに、劇場、ホテル、あるいは行政機関の位置から、近道や脇道などを完全に記憶しなければならず、世界に例をみない難しい職業テストとして有名です。

マグワイア教授は、まず、この運転手さんの脳をＭＲＩで精査し、**海馬が一般人より大きい**ことを突き止めました。

さらに、研究を続け、その海馬の神経細胞の数が、**30年経つと、なんと20%も増殖**していることを発見したのです。

その後、別の学者の研究でも、一部の脳の神経細胞は、刺激を与え続けると増大することが、学会で発表されています。

これは、じつに興味深い事実だと言えます。私は専門家でないので断言できませんが、**年をとっても「覚える」能力や「思い出す」能力は、いくらでも伸ばせる**のではないでしょうか。

60歳、70歳となれば、それまでの長年の知識や体験といった情報が脳のどこかに保存されています。

でも、海馬が不健康ならば、そんな知識や体験を、うまく引き出すことができず、「宝の持ち腐れ」になってしまいます。

逆に、海馬が健康であれば、うまく引き出すことができて、「年の功」として活用することができるのです。

海馬を健康に保つには、つねに、海馬に適当な刺激を与え続けること。過重な刺激はよくありませんが、刺激が少なすぎると、海馬は「なんだ、自分に期待されているのは、たったこの程度か」と、活動のテンポを一気に緩めてしまいます。

つまり、言葉は悪いですが、サボタージュを決め込んでしまうのです。

海馬をさぼらせないために、つまり健康に保つために、さまざまな刺激を5感から取り入れ、海馬に送り続ける努力が、私たちに求められています。

そうすれば海馬は、「これは記憶に値するもの」として大脳皮質に送るべきか、あるいは単に短期記憶として放置すればよいかをテキパキと区分けして、記憶の司令塔としての役割をつつがなく果たしてくれます。

2章

あなたの脳は、まだまだ覚えられます！

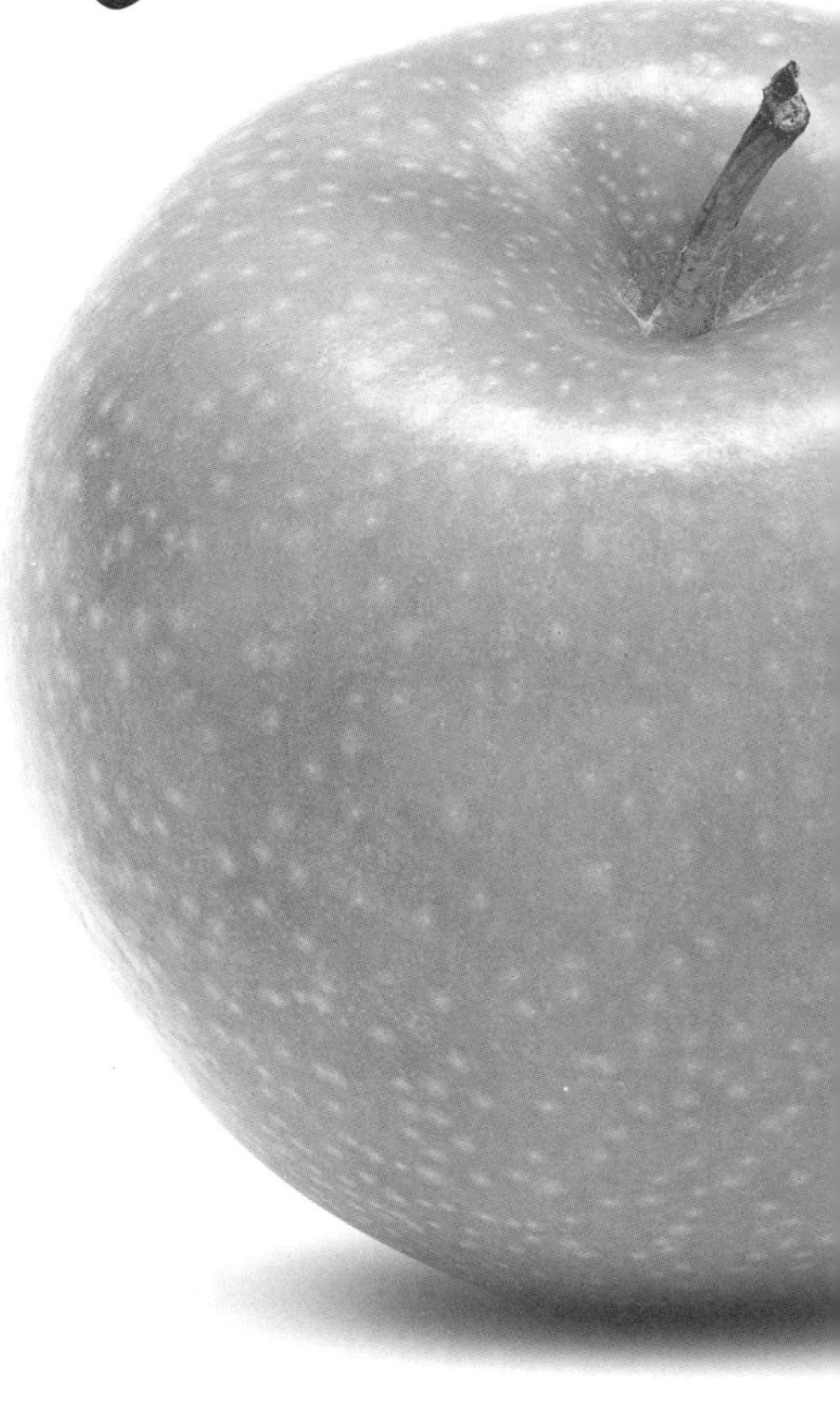

努力しなくても覚えられる「自然記憶」活用法

人生に役立つ記憶と役立たない記憶

記憶力を強化するには、「自然記憶」を活用するのが一番です。

「自然記憶」とは、「暗記しようと努力しなくても自然に覚えてしまう」という意味の言葉。無理することなくスッと記憶に入っていく様子を表すために、私がつくった造語です。

たとえば、料理の手順を覚えたり、海外で生活しているうちにその国の言葉を覚えることなどは、自然記憶の典型と言えます。日常生活のなかで、自然に身につけられるからです。

なかでも自然記憶が最もうまく働くのは、好きなものを覚えるとき。

学生時代、学校の勉強はなかなか身に入らないのに、趣味のこととなると、いくらでも言葉や手順を覚えられた、という経験は誰にもあるでしょう。

これは、脳の「側頭葉《そくとうよう》」内側の奥に存在する、好き嫌いの感情をつかさどる「扁桃体《へんとうたい》」がよく反応するからだと言われています。

好きこそ「記憶」の上手なれ——好きな趣味に没頭してみることは、記憶力の強化につながるのです。

また、興味を持って「これはどういうことなのだろう」と、自分から進んで調べたこともなかなか忘れません。これも、さきほどの扁桃体が関係しています。

いま、私たちの身のまわりには、便利なアイテムがたくさんあります。

パソコンやスマートフォンなどは、その代表です。ふと疑問が浮かんだり、なにかわからないことが見つかったら、即座に調べてみましょう。それを繰り返せば、記憶力は間違いなく強化されます。

こうした「自然記憶」と正反対なのが、「詰め込み型の記憶」でしょう。試験直前に一夜漬けで、単語や年号を覚えたり、嫌いな科目の勉強をイヤイヤ覚えたりする。そんな記憶の仕方が、まさに詰め込み型です。

詰め込み型の記憶法は、たしかに短期的には有効かもしれません。

私も大学時代には、おおいに利用しました。授業にはほとんど出席しない不良学生だったので、試験前夜に詰め込んで勉強して、単位をとらざるを得なかったのです。

しかし、「詰め込み型の記憶」は、試験が終わるか終わらない間にすべてが忘却のかなたに。断言しましょう！　私はそれらの9割5分は忘れてしまい、私の人生には、なんの役にも立っていません。

「ストーリー」で覚えるのがコツ！

「私は、53歳から数多くの資格をとってきました」――。

「自然記憶」なら覚えやすい！

①
好きな
ことは
覚えやすい！

②
興味があって
調べた
ことは
覚えやすい！

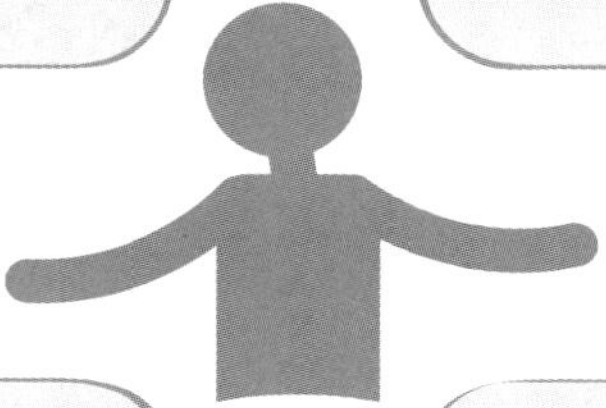

③
毎日
接している
ものは
覚えやすい！

④
「なるほど！」と
納得した
ものは
覚えやすい！

そう言うと、「さぞかし、苦労なさって覚えたのでしょうね」と多くの人は労《ねぎら》いの言葉をかけてくれます。それは皆さんの心づかいを感じて大変ありがたいのですが、同時に、大変申し訳なく思ってしまいます。

なぜなら、私は頑張っていないからです。

「詰め込み型の記憶」ではなく、「自然記憶」を活用して勉強しただけなのです。

それは、大学時代の反省によるものと言えるかもしれません。でも、じつは一流大学に入った人たちに聞いても、同じような答えが返ってきます。

本当に頭のいい人に、ガリ勉タイプはいません。**頭のいい人は、「自然記憶」をうまく活用しているからです。**

では、「自然記憶」を生かすには、どういう学び方をすればいいのでしょうか。

その大事な要素の1つが、「ストーリーづくり」です。

歴史が好きな人は、「何年ごろに、どこで、なにがあったのか」を、なにも見なくてもスラスラと話せます。これは、受験時代に「詰め込み型の暗記」をした結果ではありません。

歴史のストーリーを、頭のなかに描いているからです。

学校で日本史がちっともわからなかったのに、大河ドラマを見ると、すぐに内容が頭に入ってくるのは、ドラマを通して歴史のストーリーが理解できるからです。

戦国時代が好きな人は、当然、戦国時代に至るまでの歴史の流れを知りたくなります。また戦国の世が天下統一されて、どうなっていくのか……その後の展開も知りたくなるでしょう。

そうしてストーリーに興味を持ち、理解が深まれば、さまざまな出来事の因果関係や順序が頭に入っていく。自然と、重要な事件が起きた年号まで覚えられてしまうものなのです。

このストーリーづくりを活かして、各種のクイズ番組で赫赫《かくかく》たる成績を修め、お茶の間のテレビ視聴者から尊敬の眼が注がれた人物がいます。京大出身の芸人、ロザンの宇治原史規《うじはらふみのり》さんです。

彼は、歴史が得意中の得意科目だったそうですが、暗記はほとんどしなかったといいます。「ストーリーを頭に描いて覚えれば、ほとんどの問題は解ける」のだと。

もちろん、これは歴史に限った話ではありません。

私が不動産鑑定士の試験勉強をしているときにも、「ストーリーづくり」はおおいに役立ちました。

たとえば、不動産の「買戻し」特約（民法579条）を理解するために、「私の所有物件をいったん友人に売り、それを5年後に買い戻す」というケースを仮定して、頭のなかでマンガ仕立てのストーリーにしてみました。

実在する人間を登場させると、すぐに頭に入ります。たいていの試験なら、これで十分に対応できました。

このように、**「ストーリーづくり」のメリットは、ストーリーを自由自在にアレンジできるところ**にあります。まさに万能の記憶法！

普段の暮らしのさまざまな分野で活用しながら、記憶力を強化できるのです。

60代からの人生は「付箋紙」で変わります！

「ちょいメモ」「ちょい貼り」の驚くべき効能

「頑張って暗記する」ではなく「頑張らないで覚える」——。

これが、脳科学的な見地からも理にかなった記憶法です。

いくら頑張っても、ものごとを一度に覚えるのは簡単ではありません。懸命に頭にたたき込んだつもりでも、何日か経つと忘れてしまうのは当然のこと。それでガッカリして、「自分は記憶力が悪い」なんて思っていたら人間はやっていけません。

「忘れたらまた覚えればいい」——。

そんな軽い気持ちで、繰り返して脳に刻み込んでいくことが大切なのです。そうすれば、記憶はやがて脳にしっかりと定着します。

では具体的に、どのような方法で脳に記憶を刻み込んでいけばいいのでしょうか？

「頑張らないで覚える」ためのツールとして、私がつねに活用しているものがあります。

それは「付箋紙《ふせんし》」です。

付箋の特徴は、気軽に「ちょい」とメモができて、どこにでも「ちょい」と貼れること。この「ちょいメモ」と「ちょい貼り」のテクニックを使って、ひんぱんにものを思い出す機会をつくります。

「付箋になんて、たいしたことが書けないのでは？」――。

そう思う人もいるでしょう。でも、大丈夫です。付箋のサイズバリエーションは豊かで、小さなものから大きなものまで好みのものを選べます。

私は、小さい付箋だけでなく、75ミリ四方のやや大きめの付箋もよく使っています。これだと100字くらいは十分に書き込めます。

60代からは「付箋」がモノを言う！

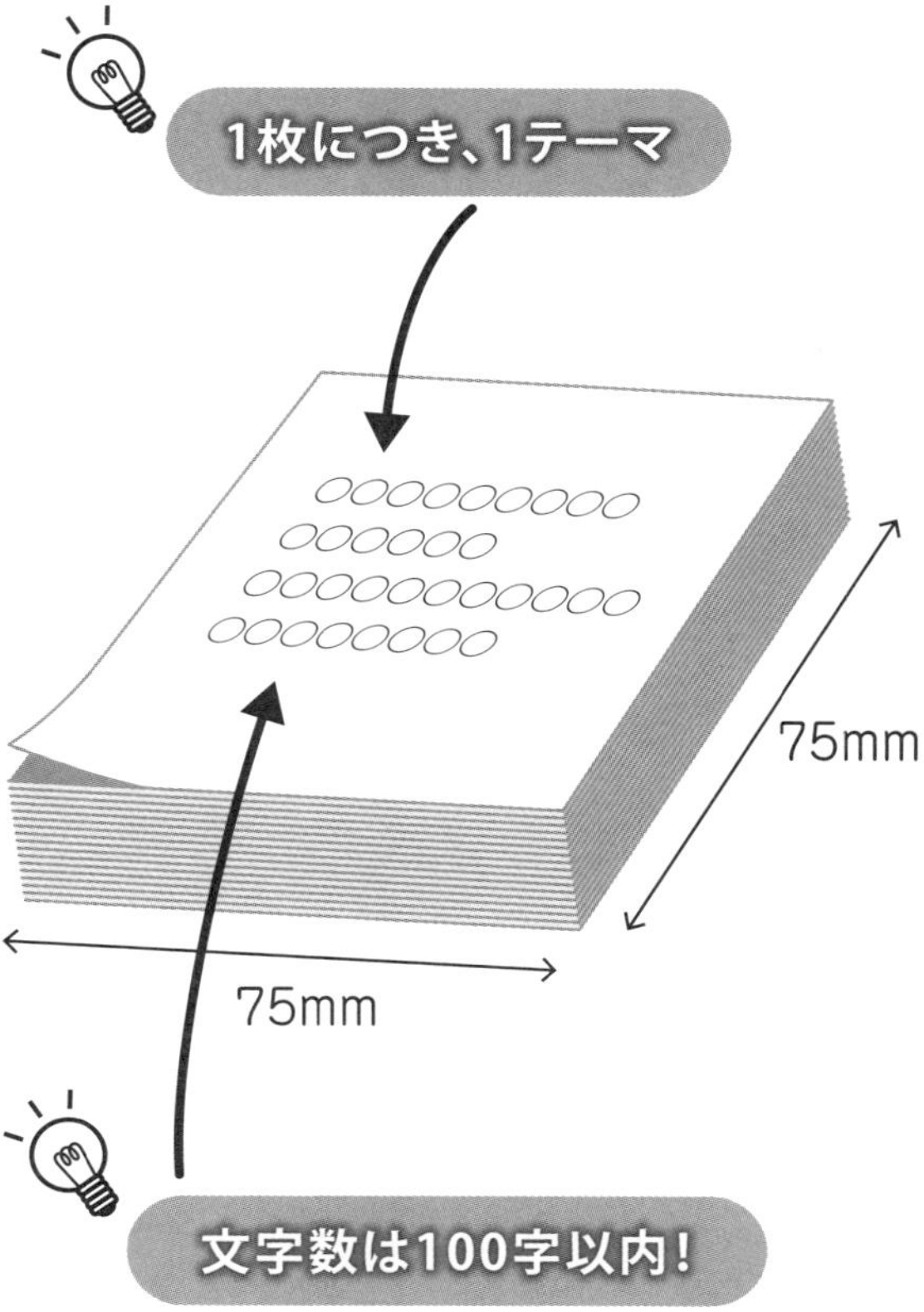

重要な点は、「ちょいメモ」の字数を、100字以内に収めること。

あまり長くなると、「頑張らないで覚える」範囲を超えてしまうからです。

たとえば、雑誌を読んでいたら、「クラウドコンピューティング」という意味のわからない用語が出てきたとしましょう。こうした専門用語は、一度ではなかなか覚えられないものです。

こんなときこそ、「ちょいメモ」と「ちょい貼り」の出番！

まず付箋に、「クラウドコンピューティング」というキーワードを、目立つように書きます。続けて、その説明を「ネットワーク経由でデータを保存。そのデータを、どのパソコン・タブレット端末・携帯電話からも使用できること」などと、簡潔に、100字以内で書き込みます。

これで「ちょいメモ」は完成です。

あとは、その「ちょいメモ」を目に触れる場所にペタペタと「ちょい貼り」するだけでいいのです。

頭が鍛えられる「付箋スポット」とは?

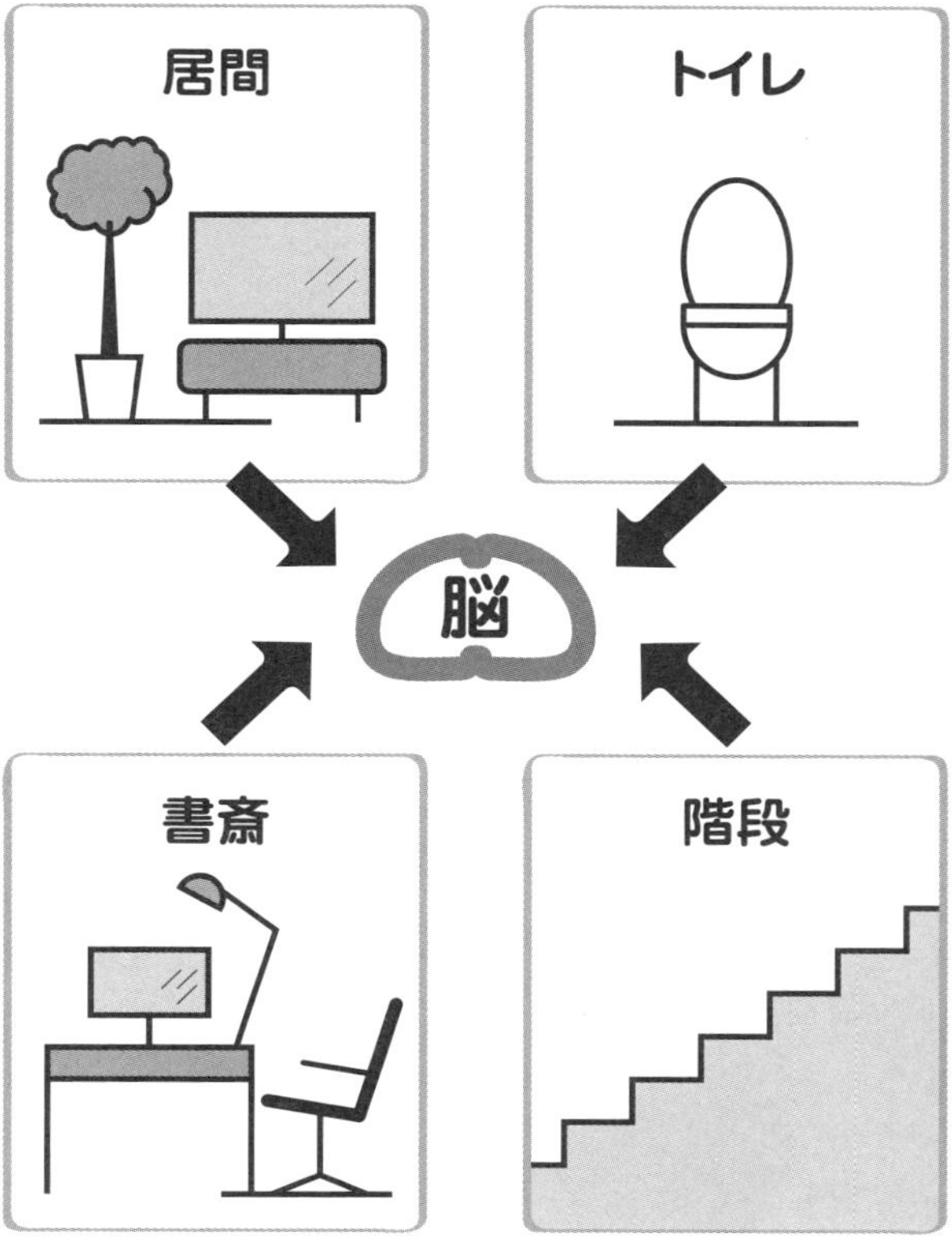

書斎・居間・トイレ・階段……頭を刺激する付箋スポット

大切なのは、付箋を貼る場所ですね。

つまり、どこに「ちょい貼り」するかということです。

注目すべき**「ちょい貼り」スポットは、「普段の生活のなかで、自然と目に入るところ**でしょう。

それは、その場所を通るたびに、付箋のメモを読むことになるからです。

条件に合うならば、書斎、居間、トイレ、あるいは階段でも構いません。

メモを読むのが習慣になればＯＫ。忘れても忘れても、そのたびに脳に刻んでいけるので、やがて記憶として定着していきます。

なお、メモは、しっかりと読む必要はありません。通りがかりに、「ああ、そうだった！」と気楽な気持ちで目をとおせばいい。そして、覚えておきたい言葉が頭のなかに入ったなと思ったときに、そのメモが書かれた付箋をはがせばいいのです。

「頑張らないで覚える」人は、一度にすべてを覚えようとはしません。

肩ひじを張らずに、付箋を貼ります。そして、リラックスした気分で、少しずつ着実に頭に入れていくのです。

これぞ継続的に脳に刺激を与え、「頑張らないで覚える」ための付箋活用術の極意です。

スケジュールを脳に刻みつける法

付箋はスマホ・パソコンより頭に効きます

「今日は3時に伊達さんと会う予定だった。でも、いまからでは間に合わない！」

このような経験が、あなたにもあるのではないでしょうか。「ウッカリもの忘れ」のなかで、最もひどい例です。

手帳をきちんと見る、スマホやパソコンのTODOリストをこまめにチェックする、という習慣が身についている人には、こんな失敗はあり得ないかもしれません。

しかし、人間は神ではありません。上手《じょうず》の手から水がもれることはあります。

緊急事態や重要度の高い課題に意識が集中していると、思ってもみないウッカリを起こしがちなのです。

こんなピンチに陥らないための、とっておきの方法があります。

それは、前項でも書いた付箋の活用です。

「午後3時に伊達さん、新宿のルノアール」

「正午に新宿駅、孫と新宿御苑」

というように、今度は、今日の大事な予定を付箋に書いて、同じように書斎の机の上、食卓やトイレなどに、所かまわず貼っておくのです。

こうして、どこでも目にすることができるようにし、確実にスケジュールを脳に刻んでいきましょう。

また、予定は、1つだけとは限りません。

いくつかの予定が入ることがあるでしょう。そんなときでも**付箋の「ちょい貼り」で、スケジュール管理は可能です。**

いいえ、付箋だからこそ、予定が増えたときに管理しやすいとも言えます。

最大のポイントは、「手間いらず」だということ。

予定が増えたとき、もしも手帳で管理していたら、まずは手帳を開き、そして予定を書く。スマホやパソコンのTODOリストだったら、電源を入れてアプリを起動させ、予定を入力する。それぞれ、「開く」「起動する」というアクションが必要になります。

しかし、付箋だったら、書いて貼るだけ。瞬時にスケジュール管理が完了します。それだけではありません。手帳、スマホやパソコンのTODOリスト以上に手間いらずで、見やすく管理できます。

「日」→「時間」でスケジュール管理するのがコツ

すでに今日の予定が書かれた付箋が「ちょい貼り」されています。そこに、明日の午前中の予定が入ってきました。

そんなときは、今日の予定が書かれている付箋の横に、明日の午前中の予定を書いた「ちょいメモ」を「ちょい貼り」します。

さらに続けて、明日の午後に予定が入ったとしましょう。さきほど貼った午前中の予定の書かれた付箋の下に、さらに明日の予定を書いた「ちょいメモ」を「ちょい貼り」します。

お気づきになったと思います。**「今日」→「明日」や、「朝」→「夜」のように、付箋を貼る位置にルールをつくり、時系列でスケジュールを管理する**というわけです。

手帳、スマホやパソコンのTODOリストのように、付箋でも時系列のスケジュール管理ができるとは驚きですよね。これならば、どんなに先の予定が入った場合でも、簡単に管理できます。

でも「予定変更があったら、結局、手間がかかるのでは？」と思う人もいるかもしれません。

そんな疑問には、付箋の「訂正」と「貼り替え」で解決しましょう。

まず変更のコツは、変更前の付箋を利用すること。待ち合わせ場所などの一部の変更であれば、二重線を引き、修正部分を「訂正」するだけでいいでしょう。

大きな変更であれば、変更前のものを潔く捨て、新しく書いて「貼り替え」ればOKです。

手帳、スマホやパソコンのTODOリストだったら、変更前のスケジュールを消して、変更後の日付の欄に、書き直さなくてはいけません。それとくらべると**「消す」手間いらずで、変更ができます**。

あえて気になる点をあげるとすれば、付箋をたくさん貼ると、少しばかり目障《めざわ》りになることくらい。家族から少々のクレームはあるかもしれませんが、人生を失いかねないウッカリミスを避けるためなら仕方がない、と納得してくれるはずです。

私は、この「ちょい貼り」を薬の飲み忘れ防止にも活用しています。じつに活用範囲の広い記憶法であり、物忘れ防止法と言えるでしょう。

60代からの頭は、メモで磨かれます！

記憶力がいい人は、メモをする人

私が付箋を活用するもう一つの理由——。

それは、脳をこまめに刺激して、廃用萎縮を防ぐためです。

付箋のいいところは、いつでもどこでも、すぐに取り出して「ちょいメモ」ができるところ。そして、どこにでも「ちょい貼り」ができ、簡単にはがせる点ですが、その使用範囲は、室内だけにとどまりません。

外出先でも、付箋は、存分にその力を発揮します。

私は、つねに付箋と筆記用具を持参しています。そして、バッグや服のポケットなど、すぐに取り出せる場所に入れておくのです。

その理由は一つ。なにか記録すべきことが見つかったら、すかさずサッと付箋を取り出して、パッと「ちょいメモ」をするためです。

たとえば、電車のなかで吊り広告を見ているときに、「あ、これは覚えておきたい」というニュースがあったとしましょう。わざわざノートや手帳を取り出してメモするのは面倒なもの。とくに、混み合った電車でガサゴソやっていると、まわりの人に迷惑をかけてしまいます。

「じゃあ、覚えておこう」なんて思っても、電車を降りて5分も経ったら、スッカリと忘れてしまうのが関の山です。

その点、**付箋なら小さいので、さりげなく取り出せます**。

さらに、ひと言メモするくらいのことは、混んでいる電車でも問題なくできます。

たとえば、75ミリの付箋に、講演会などで聞いた印象深い話、新聞や雑誌から拾ったキーセンテンス、電車の吊り広告で見たお得情報などを、メモしています。

付箋できる記憶の「1次保存」「2次保存」

重要なのは、付箋にメモを書いてからどうするか、ということです。

脳の廃用萎縮を防ぐには、いつでもチェックできる状態にすることが大切です。

まずは、「1次保存」。その付箋を手帳などにペタリと貼りつけておきます。

電車が混んでいて、手帳を出す余裕がなければ、駅に着いてからでも構いません。もう付箋に内容は書いてあるので、忘れることはありません。

そして「2次保存」。自宅に帰ったら、手帳に貼ってある付箋を、一つひとつチェックしながら、付箋保存用に買っておいたノートに移すのです。

このとき、よけいな分類や整理はいりません。単純に日付順にペタペタとノートに貼り替えて、ノートの最上部に日付だけメモしておく。これだけでいいのです!

ただし、この作業には二つ、注目すべき記憶強化の重要ポイントがあります。

あなたの脳は、まだまだ覚えられます!

一つは、**作業をしているうちに「中身をしっかり覚えてしまう」**ことです。メモをする、手帳に貼る、ノートに貼り替えるという作業をするたびに、付箋の内容がチラリと目に入ります。前項でも説明したように、たびたび「チラ見」をすることで頭に入るのです。

もう一つは、**「その場の状況を含めて思い出せる」**ことです。

「あっ、この前、電車で読んだあのネタ、役立ちそうだったけどなんだっけ？」

そう思ったら、その日付が記された、専用の付箋保存ノートをめくってみる。すると、そのときの車内の様子や天気なども、同時によみがえってくるでしょう。

60ページでもお話ししたように、実体験による記憶は、頭に刻み込まれるからです。それを思い出すことで、さらに強く記憶できるようになります。

また、なにかを調べようという意図はなくても、寝る前やちょっとした空き時間などに、付箋保存ノートをパラパラとめくるのもおすすめです。

記憶が飛んでしまっても、こうして何度も付箋を「チラ見」することで、頭に刻み

記憶を「2段階」で保存しよう！

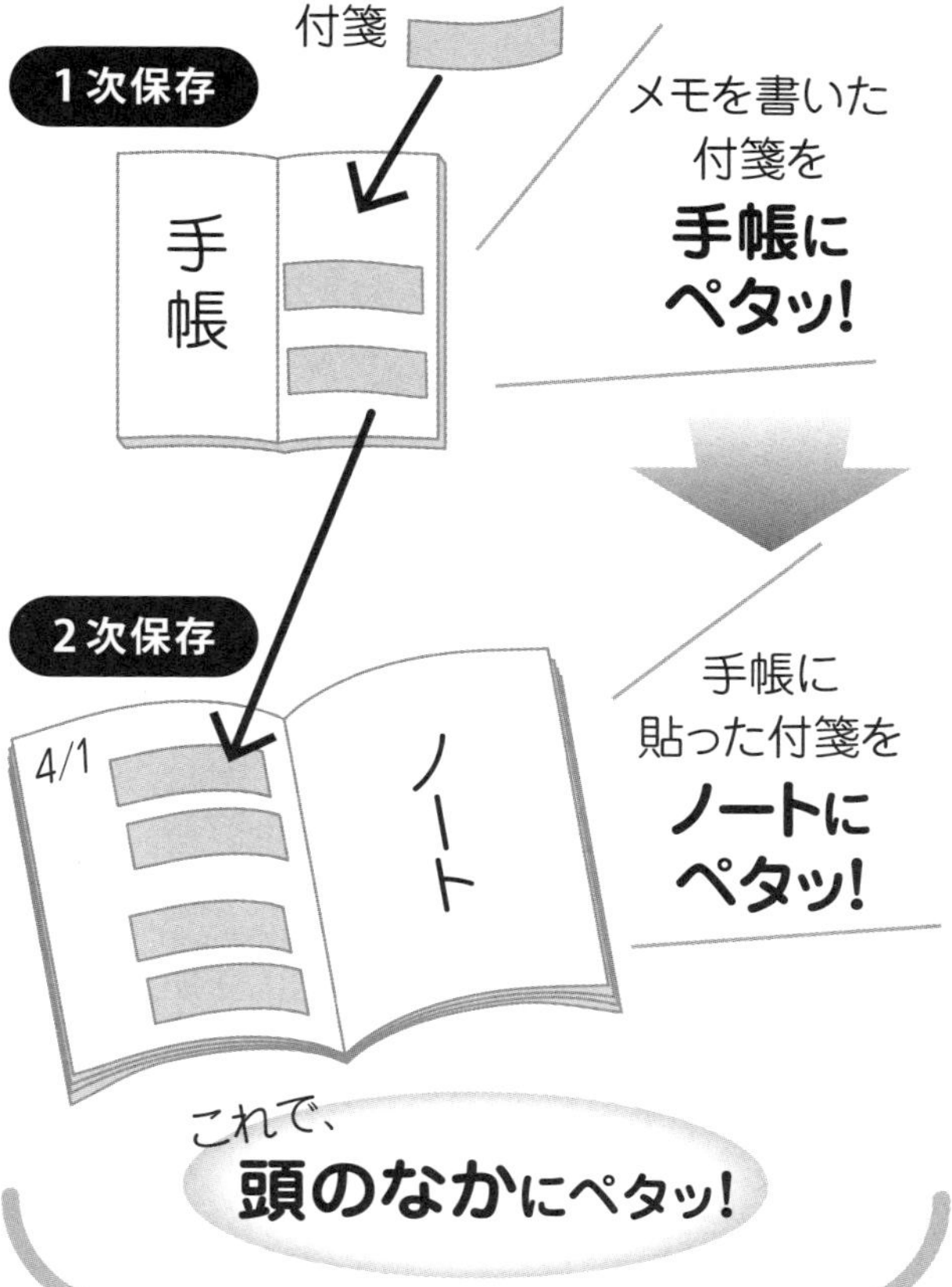
付箋
1次保存
手帳
メモを書いた
付箋を
手帳に
ペタッ!
2次保存
4/1
ノート
手帳に
貼った付箋を
ノートに
ペタッ!
これで、
頭のなかにペタッ!

込まれていくからです。

「チラ見」記憶法は、時間がかからず手軽にできる、まさに「頑張らないで覚える」記憶法でありながら、**脳をこまめに刺激でき、ひいては脳萎縮を防止できます。**

記憶にも脳にも効果絶大の一石二鳥の記憶法と言えます。

「ああ、そうだった！」の快感を利用しよう

記憶は「覚える→忘れる→覚える」で強化されます！

人間は、忘れるから覚えるのです――。

ちょっと唐突《とうとつ》だったでしょうか。この言葉の意味をわかりやすく説明しましょう。

この言葉は、「一度覚えたことが、いったん記憶から薄れかける。そのときに再び覚えると、記憶はシッカリと定着する」という意味です。

忘れないで覚えていられる人は、よほどの天才的な記憶力を持っている人だけ。

そうでない私たちには、**「覚える→忘れる→覚える……」という繰り返しこそが、**

記憶力強化に欠かせません。

こんな実験があります。

50人のビジネスパーソンに、無意味な10個の単語を記憶してもらい、2日後にどれだけ覚えているかをテストしました。すると、復習しなかったグループは8割以上を忘れていました。覚えていた単語は2割足らずでした。

一方、10分後、6時間後、24時間後の3回にわたって復習したグループは、9割以上の単語を覚えていたのです。

この実験からも、**なにかを覚えるときには、復習が不可欠**なことがわかります。

しかし、実生活においては、何度も何度も復習している時間の余裕はありません。

そこで問題になるのは、復習するタイミングです。

最大のポイントは記憶した日の「2日後」

具体的に、いつ復習するのが効果的なのでしょうか。

1913年に心理学者のP・B・バラード博士（共同研究者ウィリアムズ）が発表した研究結果があります。

彼は、小学生を使って次のような実験を行ないました。

まず、小学生たちに3～4行の短い詩を記憶させます。その小学生を2つのグループに分け、1つのグループには、授業が終わった直後に復習させました。もう1つのグループには、翌日になってから復習させてみたのです。

そして、2つのグループが、それぞれ7日後にどれだけ覚えているかをくらべてみました。

常識的な見方では、「直後に」復習したほうが覚えがいいように思われるでしょう。

ところが、「翌日に」復習した組のほうが、よく覚えていたのです。

つまり、**人間はものを覚えた直後よりも、ある程度、時間が経ってから復習したほうが記憶の定着率が高い**ことがわかりました。

実験以後、この現象は、心理学の分野で「バラード＝ウィリアムズ現象」と呼ばれています。

私は、この現象を不思議だとは思いません。

たとえ授業の直後に復習しても、それは授業を延長させたようなもの。1回だけインプットしたのとさして変わりません。たとえてみれば、水がいっぱいに入ったコップに、さらに水を足してもこぼれるだけなのです。

忘れないうちに、また覚えてもそれほど効果がありません。

ところが、翌日に復習した場合は、その時点でかなりの部分を忘れているはずです。そこでタイミングよくもう一度思い起こすわけですから、こちらは2回インプットしたことになります。つまり、コップの水がだいぶ蒸発して減ったところで、また水を注ぐのですから効率的に、再びコップいっぱいの水になるわけです。

つまり、**忘れてしまったことを、効率的にインプットできるのです**。

最初に述べた「人間は、忘れるから覚える」とは、まさにこのこと。

実際に、私が勉強するときも、復習は2日後にするようにしています。というのも、

「復習は2日後にする」すごい効果

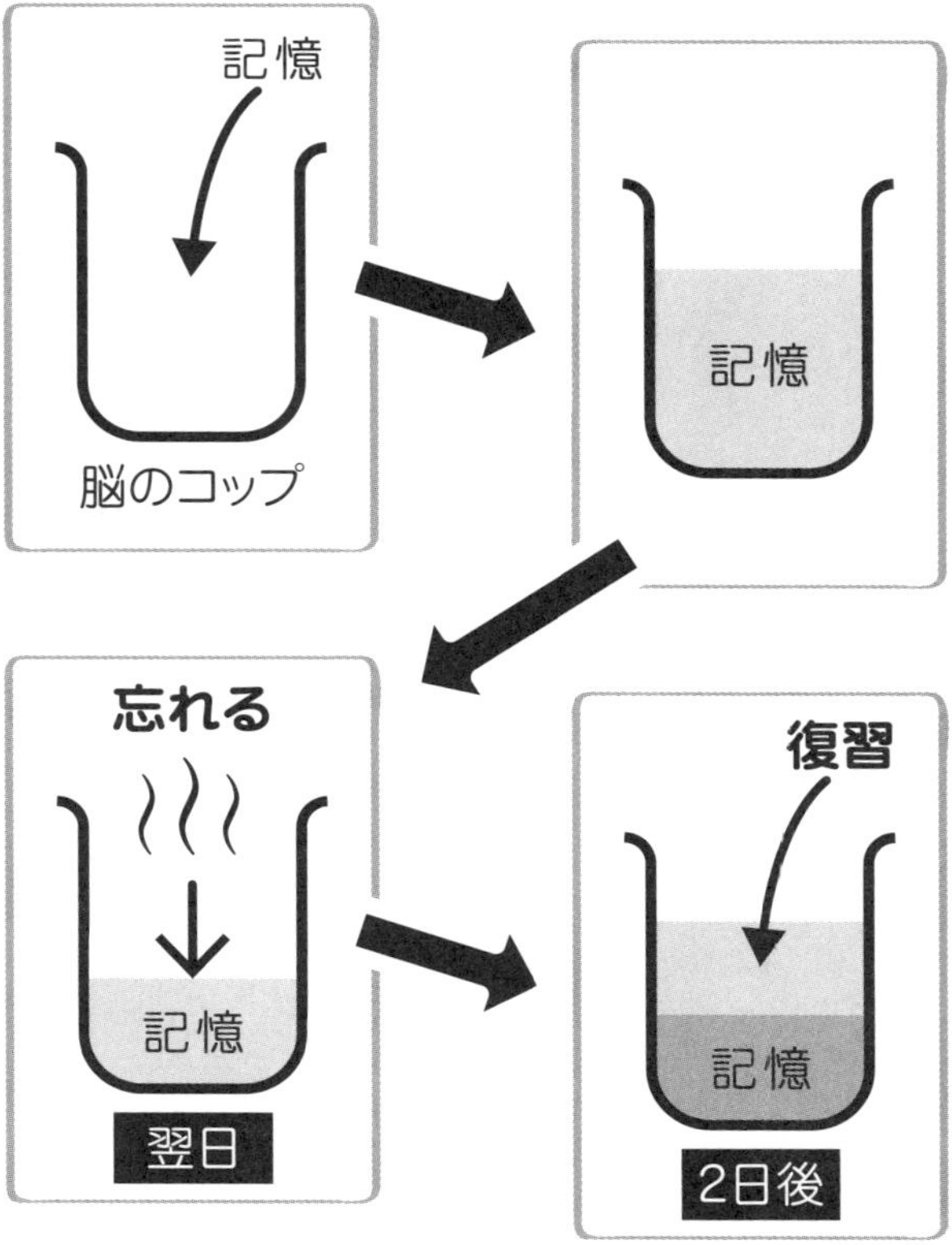

意味のある内容を覚えるときに、「バラード＝ウィリアムズ現象」の効果が最大になるのは2～3日後であると言われているからです。

2～3日も経つと忘れていることも多々あって、「ああ、そうだった！」と思い出すこともしばしば。**この「そうだった！」が重要なポイントです。**

「そうだった！」と思い出すたびに、記憶に定着しているんだなと実感できるようになります。

「年をとると、覚えたことをすぐに忘れる」と嘆く必要はありません。「忘れるから覚えるのだ」と発想を転換しましょう。

一番大切なのは、「忘れたら、また覚える」を繰り返すことなのです。

あなたの心を、いま「快の状態」にしてみよう

「快の状態」で覚えたことは、忘れません

日によって、よく覚えられるときと、そうでないときがあります。

「今日は、なんだかスイスイと頭に入ってくるぞ」という日もあれば、「ちっとも覚えられない」という日もあると思います。

その違いの原因はなんでしょうか？

それには、周囲の環境や本人の体調など、さまざまな理由がありますが、最も大きいのは、そのときの「心理状態」です。

簡単に言えば「本人のやる気」でしょう。

やる気に満ちているときは、自然記憶がよく働き、さほど苦労しなくても覚えられます。しかし、気乗りがしないで仕方なくやっているときは、長い時間をかけても成果は出ません。

人間というのは単純なものです。

入試に合格したとき、結婚したとき、子どもが生まれたときなど、うれしいことはよく覚えているものです。それは、心理状態がよく、やる気に満ちているからにほかなりません。

一方で、イヤなことは忘れるようにできています。

たとえば、非常につらいことがあると、その前後を含めて記憶がスッポリ抜けていることがあります。それは、人の脳の基本的な働きと言えます。イヤなことばかり覚えていたら、人間は生きていけないからです。

楽しいことはよく覚えられて、イヤなことは忘れる――。

こうした脳の働きがわかれば、「快の状態」で学んだことは記憶に定着しやすく、不快な状態で学んだことは忘れやすいということがおわかりでしょう。

重要なのは、記憶力を強化しようと思ったら、心理状態を「快」に持っていくことなのです。

ただ、人生には「忘れたほうがいいこと」があります

「そう簡単に、心理状態は切り換えられるのか？」

それができるのです！

心理状態を「快にする仕掛け」を用意しておけばいいのです。たとえば、こんな方法があります。

「いい香りをかぐ」

「楽しかった旅行の写真を見る」

「好きな音楽を聴く」
「目標に到達した（たとえば10キロ走を完走した）イメージを思い浮かべる」

いずれも、「自分が喜んでしたいこと」「イヤイヤではなく望んですること」のため、心は「快」の状態になります。

これなら自宅で手軽にできるでしょう。

写真は、手帳や財布にはさんでおけば、家の外でも見られます。携帯に保存して見るのもいいですね。図書館で難しい本を読んでいるときも、チラリと写真を見て「やる気」を出すことができるというわけです。

もう一つ、究極の「快」をお教えしましょう。

それは、恋愛のトキメキです。

素敵な異性を思い浮かべれば、「やる気」のパワーも最大出力。写真を持っていれば、さらにパワーアップします。

もっとも、いい年をして道ならぬ恋に心を奪われて、家庭崩壊になったら目も当てられません。そこでおすすめしたいのが、映画やテレビスターにあこがれる気持ち。早い話が疑似《ぎじ》恋愛です。

疑似恋愛なら家庭崩壊の心配もありませんし、よほど夢中になりすぎなければ、奥さんや旦那さんも大目に見てくれるはずです。なんたってこれでやる気が出て、記憶力が強化されるのですから。

ここまで、記憶力を鍛える方法をいろいろ紹介していますが、どんなに努力をしても、忘れるときは忘れるもの。いちいちクヨクヨしないことです。

もの忘れというのは、人間に与えられた素晴らしい能力なのですから。

人生には忘れたほうがいいことがたくさんあります。もし、60年、70年という人生の出来事を、いちいち覚えていたらどうなるでしょうか。さぞかし人生はつらいことでしょう。

忘れる力があるから、人間は生きていけるのです。

忘れてしまったら、もう一度覚えればいい。そうすれば、また改めて「ものを知る」という感動的な体験ができる——。

そう考えると、なんだか毎日が楽しくなってきませんか。

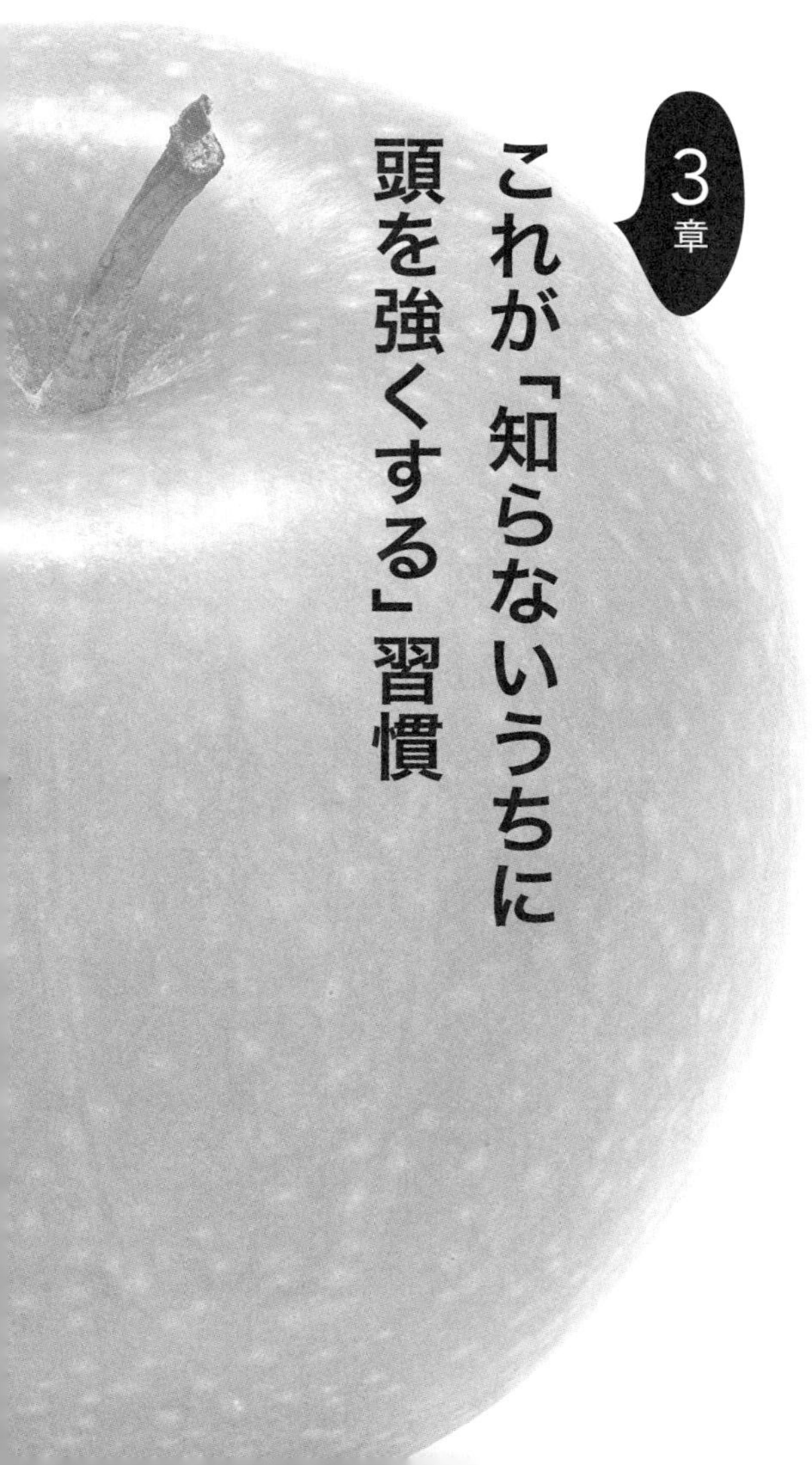

3章 これが「知らないうちに頭を強くする」習慣

知らないうちに知識が増える「すごい習慣」

「自然と頭が働く」習慣

物事を忘れないようにするには、覚えないことです。

覚えなければ、忘れることがない。記憶力が衰えたと心配する必要がなくなります。

もっとも、それでは「なにをバカなことを言っているんだ」と怒られてしまうかもしれません。

たしかに、ちょっと逆説的でわかりにくい言い方でした。

私が言いたかったのは、「覚えるな」ということではありません。**無理をしてなに**

かを覚えるのではなく、「自然と頭のなかに入っていく」のが一番いい方法だ、という ことなのです。

そのために大切なのが「習慣」です。

習慣とは、私たちが日常的に繰り返し行なっている行動のこと。

「どうしたら毎日続けられるのか」と頭で真剣に考えたり悩んだり、自分の気持ちを奮い立たせて、行動することではありません。ただいつもやっているとおりに、自然と体が動くことです。

たとえば、毎朝の歯磨きがそれにあたります。

あなたは洗面台の前に立ったとき、歯ブラシを片手に「さて、このブラシでどうやって歯を磨こうか」とは考えませんよね。

歯磨き粉をどれだけ出すか、歯をどのような順番で磨くか、始めから終わりまで時間はどのくらいかけるのかなどと考えずにスムーズに行ない、終わったらコップの水を口にふくんでゆすぐ……そうしたことを無意識のうちに、毎日同じように繰り返します。

たとえ起きがけで頭がボーッとしていても、無事に歯を磨き終えることができるのです。

無意識――ストレスも精神的負担もゼロ！

「習慣」の重要なポイントは、「無意識」です。

一度、習慣化されると、ほとんど意識することなく、繰り返しできてしまいます。

よく考えてみれば、歯磨きは1日に数回、それなりに時間をかけて行なう作業ですね。

面倒な作業とも言えるのに、「面倒くさいから歯を磨かない」という人はほとんどいません。むしろ、毎朝やらないと、なんとなく落ち着かず、気持ち悪くすら感じるものです。

つまり、習慣化された行動には、判断という思考作用が一切入りません。**考えるこ**

とも迷うこともないし、肩に力を入れる必要もない。いっさいのストレスも感じず、精神的な負担もほとんどゼロ。ただ生活の一部として自然な流れのなかで継続されていきます。

まさに「無意識」なのです。

意識的になにかを継続するのは難しいことですが、一度、習慣化してしまえば、こちらのもの。あとは無意識のうちに体が動きます。

だからこそ、本書で紹介している、さまざまな記憶法や脳の活性化術は、習慣にしてしまうのが一番です。そうすれば、知らず知らずのうちに記憶力は強化されていくでしょう。

無意識のうちに覚えてしまう「すごいメカニズム」

「体で覚えたこと」は、なぜ忘れない？

習慣のメカニズムを、脳科学の面から考えてみましょう。

なぜなら、**習慣にも「記憶する」という脳の力が大きく関係しているから**です。

記憶には、大きく分けて2つの種類があります。

それは、「短期記憶」と「長期記憶」です。

「短期記憶」とは30秒から数分程度で忘れてしまうような記憶のこと。たとえば、知人から聞いた電話番号は、この代表例です。

いったん頭に入れたつもりでも、手帳に書かないと、すぐに忘れてしまいます。

一方、「長期記憶」は、何カ月、何十年経っても覚えている記憶をさします。長期記憶は、大きく「陳述記憶」と「手続き記憶」に分けることができます。

「陳述記憶」と聞くと、いかにも難しそうですが、「陳述」とは「言葉で言い表せる」という意味です。

陳述記憶には、学校の運動会や、初デートで遊園地に行ったときの「思い出」（エピソード記憶）があてはまります。

また、鎌倉幕府を開いたのは源頼朝だとか、あの郵便局の角を曲がるとお寿司屋さんがあるといった「知識」（意味記憶）もあてはまります。

「頭で覚える記憶」と言い換えてもいいかもしれません。

一方、「手続き記憶」としては、自転車の乗り方、楽器の演奏、またはパソコンのタイピングなどがあげられます。こちらは、**「体で覚える記憶」**と言い換えられるでしょう。

初めて自転車に乗ったときのことを思い出してください。何度も転びながら覚えたのではないでしょうか？　ところが、いったん乗り方を覚えてしまえば、「どうやって乗るんだっけ？」と考えることもなく乗れてしまいます。

それはズバリ！　体で覚えたからなのです。

「記憶」を体にすり込んでみると……

「頭で覚える記憶」（陳述記憶）と「体で覚える記憶」（手続き記憶）。

その違いについては、もうおわかりでしょう。

頭で覚える記憶は、しばしば忘れてしまうことがありますが、**体で覚える記憶は、いったん記憶すれば、なかなか忘れにくい**という特徴があります。

では、「習慣」とはどういうことか――「体で覚える記憶」（手続き記憶）の一種と考えていいと思います。

前節で触れた「歯磨き」もそうですが、このような記憶はたくさんあります。

「2つの記憶」を使いこなそう

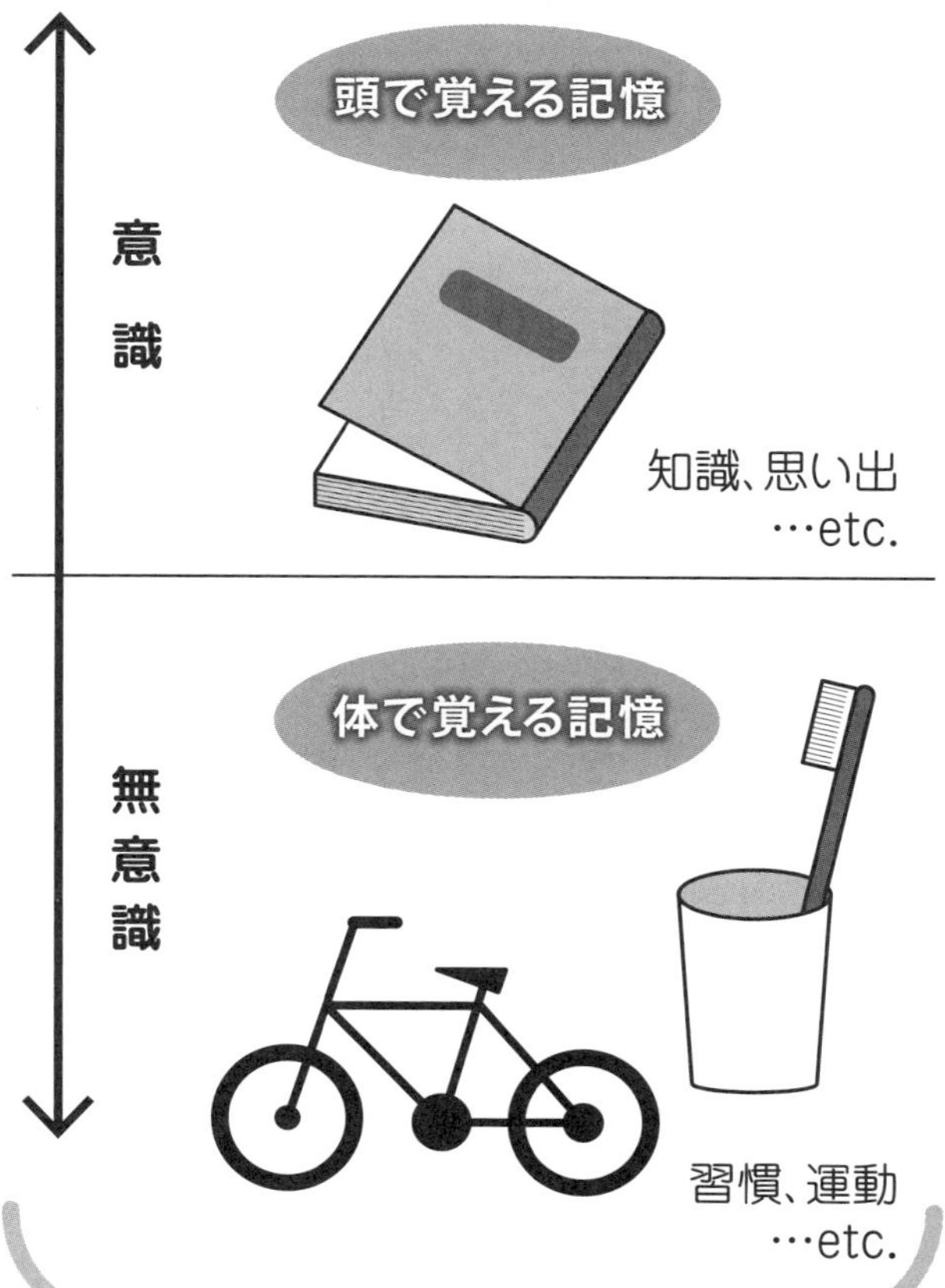
頭で覚える記憶
意識
知識、思い出
…etc.
体で覚える記憶
無意識
習慣、運動
…etc.

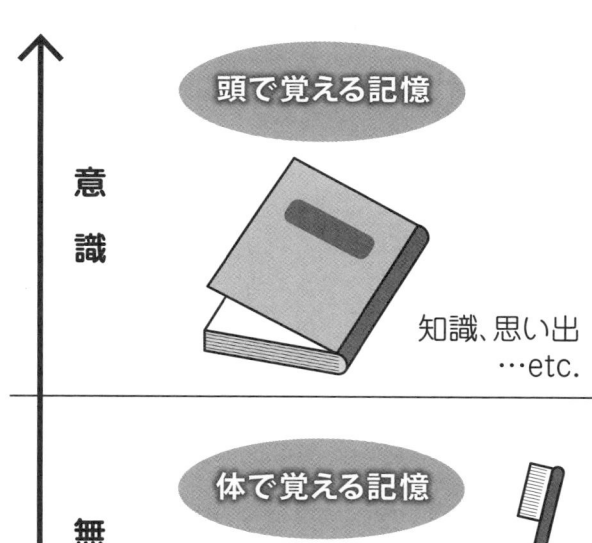

たとえば、「毎朝起きたらすぐにコップ1杯の牛乳を飲む」という習慣がある人は、目が覚めたらそのまま冷蔵庫に直行します。それは、頭で考えてそうしているわけではなく、ほとんど無意識で行動しているので「手続き記憶」と言えます。

また、電車に乗ると、すぐに本を広げるのが習慣になっている人は、電車に乗るたびに「知識を広げよう！」と決意するわけではありません。

電車に乗ったら、無意識のうちに本を取り出して、それを見る、というリズムができあがっています。これもやはり「手続き記憶」と言えます。

なにかを習慣化するのは、そんなに難しいことではありません。

自転車の乗り方を覚えたときのように、何度も繰り返すこと。

そうすれば新しい情報は「手続き記憶」として体に染み込んでいくでしょう。いったん染み込んだ記憶は、すぐには忘れにくいのです。

頭のいい60代は、「朝」がまるで違います

「体内時計の調整」が60代の明暗を分けます

1日のうちで、最も貴重なのは「朝の習慣」です。

脳の働きを活性化するには、まずすっきりと目覚め、起きているときに頭をクリアにする。そして、眠るときにしっかり眠る。**体内時計をきちんと守ることが大切です。**

体内時計が狂うと、起きていても頭がぼんやりした状態になってしまいます。それでは睡眠も浅くなって、頭も体も休まらないでしょう。

これでは、記憶力を鍛えるどころか、頭の働きは低下する一方です。

では、体内時計を狂わせないためには、どうしたらよいのでしょうか。

それには、体内時計をつかさどる「動力源」を確保する習慣をつけることです。

一般の時計が電池で動くように、体内時計もある動力源によって動いています。それが「メラトニン」という脳内ホルモンです。

メラトニンは、別名「睡眠ホルモン」とも呼ばれています。

その名の通り、メラトニンが脳から分泌されると、私たちはグッスリと眠ることができます。質のいい睡眠がとれれば、朝の目覚めもよくなります。

こうして、体によい循環が生み出され、体内時計が狂わずに動いていくのです。

メラトニンは、脳の奥深くにある「松果体《しょうかたい》」という小さな器官でつくられます。これは、**日中、とくに朝方に太陽光を浴びることによってつくられ、夜になって周囲が暗くなると脳内に分泌されます**。

つまり、体内時計を維持しようと思ったら、太陽の光をきちんと浴びる習慣をつけなくてはいけません。

不眠に悩んでいる人の多くは、日中にしっかり太陽光を浴びていないために、夜になってもメラトニンが分泌されないのが原因となっています。

朝、目が覚めたらベランダや庭に出て、太陽の光をしっかり浴びましょう。すっきりと頭を目覚めさせ、しっかり眠るための準備が整っていきます。

朝、太陽の光を浴びるだけです！

「ベランダで太陽の光を浴びなくても、室内で明るい電気をつければ十分では？」

そう考える人もいるかもしれませんが、それでは十分ではありません。

太陽光の照度は、冬の曇りの日で1万～2万ルクス、晴れた日ならば、朝でも数万ルクスに達します。それに対して、蛍光灯やLEDを使った室内は、せいぜい400～700ルクス。その差は、歴然です。

室内灯と太陽光では、明るさのレベルがまったく違うのです。

ですから、1日中部屋のなかにこもっていてはメラトニンが十分につくられず、体内時計がうまく作動しません。

雨が降ってベランダや庭に出られないときでも、とりあえずカーテンを開けて、窓辺に立ちましょう。それだけでも、十分な光を浴びることができます。

不眠に悩まされている人も、こうした習慣をつければ、体内時計がリセットされ、かなり改善できるはずです。

また、夜はどうでしょうか。

夜遅くまで室内灯の明るい部屋にいると、体内時計を狂わせる原因になります。

これは、パソコンや携帯電話の明るい画面を見続けるのも同様。照明もテレビもつけっぱなしのままソファで眠るなんて、もってのほかです。

メラトニンは、暗くならないと十分な量が分泌されません。メラトニンの分泌が不十分では、浅い眠りしか得られず、疲れがとれないのです。

すべて気をつけても疲れがとれない人は、遮光《しゃこう》カーテンなどを用意すべきでしょう。なるべく真っ暗な部屋で眠るように工夫してみてください。

快眠のカギ「メラトニン」を増やす法

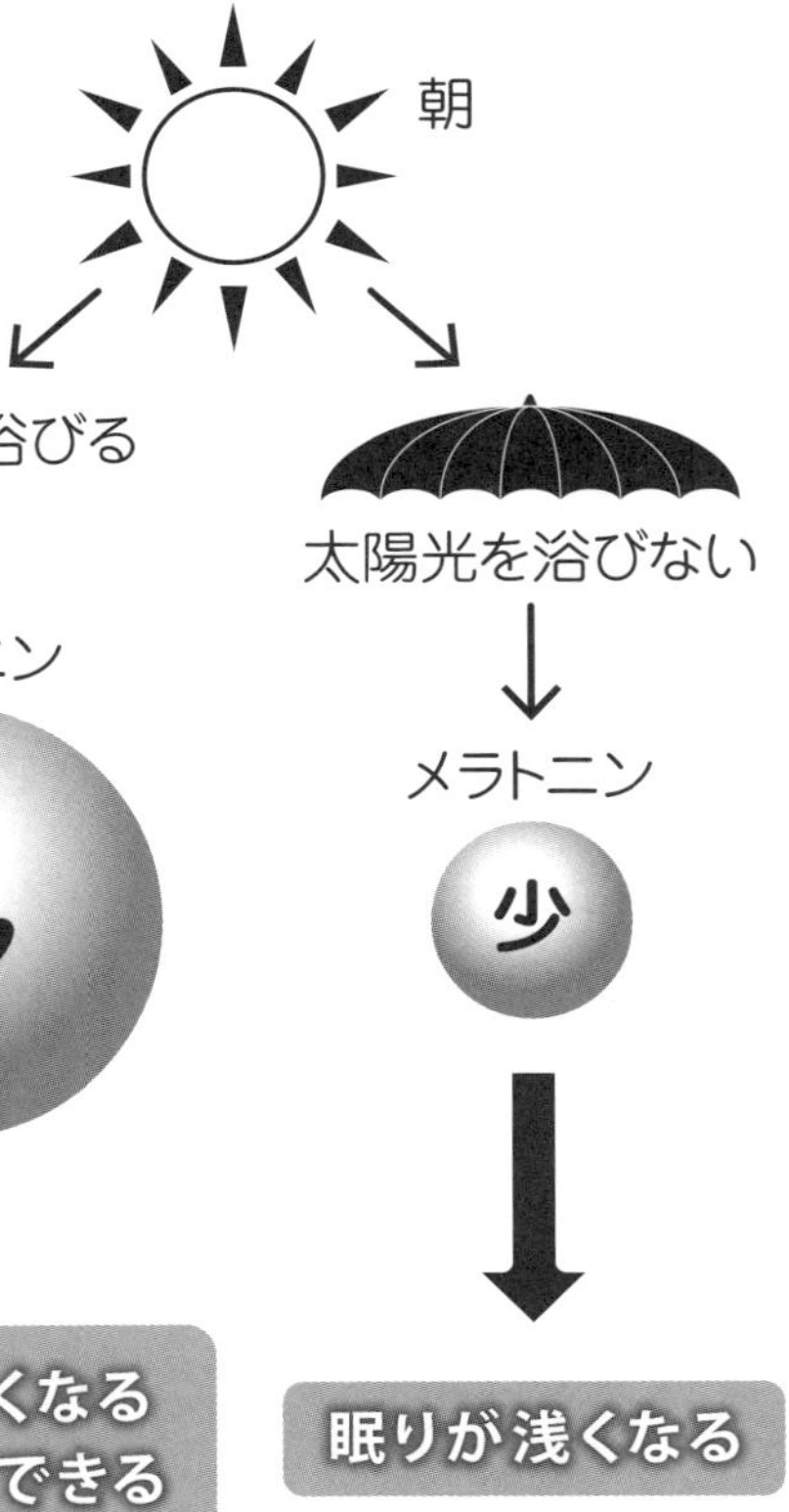
太陽光を浴びる
多
眠りが深くなる
リラックスできる

脳を鍛える決め手は、なんと朝30分の散歩！

朝の30分が、これからの人生を左右します

朝起きてからの30分間の習慣が、脳の健康を左右します。

その点、60歳を過ぎて仕事をリタイアした人は幸せです。毎朝時間に追われて、バタバタと支度をすることもなく、急いで家を出る必要もない。

朝起きてからの30分間を、有意義に過ごせるからです。

会社を退職したばかりの人が、こう言っていたのを思い出します。

「在職中は、毎朝あわただしく出かけて、夜遅く帰っていたので、家の庭に椿《つばき》の木が

植えてあることを知らなかった。退職して心が落ち着いて、初めて目に入ってきた」

大げさに聞こえるかもしれませんが、こういう人は意外と多いものです。

私が、かつて夜型の生活から朝型に切り替えたとき、朝の爽やかさにいたく驚きました。空気はきれいですし、太陽の光も日中や夕方とは違って透明感があるのです。

早起きが得意な人には当たり前でしょうが、それまで夜型人間だった私には、新鮮に感じられました。

せっかくの気持ちのよい朝なのですから、余裕を持って周囲を見まわして、じっくりと幸福感を味わおうではありませんか。

とくに、**朝起きた直後の30分間くらいは、周囲に煩《わずら》わされることなく、ゆったりとした気分で1人の時間を確保したいものです。**家族とのトイレ競争や、つまらない口ゲンカなど禁物です。

では、朝起きてからの30分間で、なにをすればよいのでしょうか？

仕事の時間や勉強の時間にあてるというのも悪くはありませんが、私の経験では、起きてすぐは、まだ脳が活発に働きません。

そこで、私が理想としているのは、1人で散歩に出ることです。

「理想」というくらいですから、毎日実行しているわけではありません。でも、散歩に出ると必ずといっていいほど、意欲がわいてきて、脳が活性化することを実感できるのです。

こんな気分になるのは、私だけではありません。

ドイツの有名な哲学者カントは、毎日決まった時間に散歩をする習慣を持っていて、沿道の人たちから時計がわりにされていた、という逸話があります。

カントは、自宅があるプロイセン通りからケーニヒスベルク城の池を回るコースを、毎日同じように歩いていたそうですが、私は、**散歩コースを、日によって少しずつ変えるのがポイント**だと考えています。

なぜならば、コースが変わることで、見える景色も、聞こえる音も、感じる香りも違ってきます。新鮮な情報が目や耳などから入っていけば、それでさらに脳は刺激さ

朝の散歩の3つのメリット!

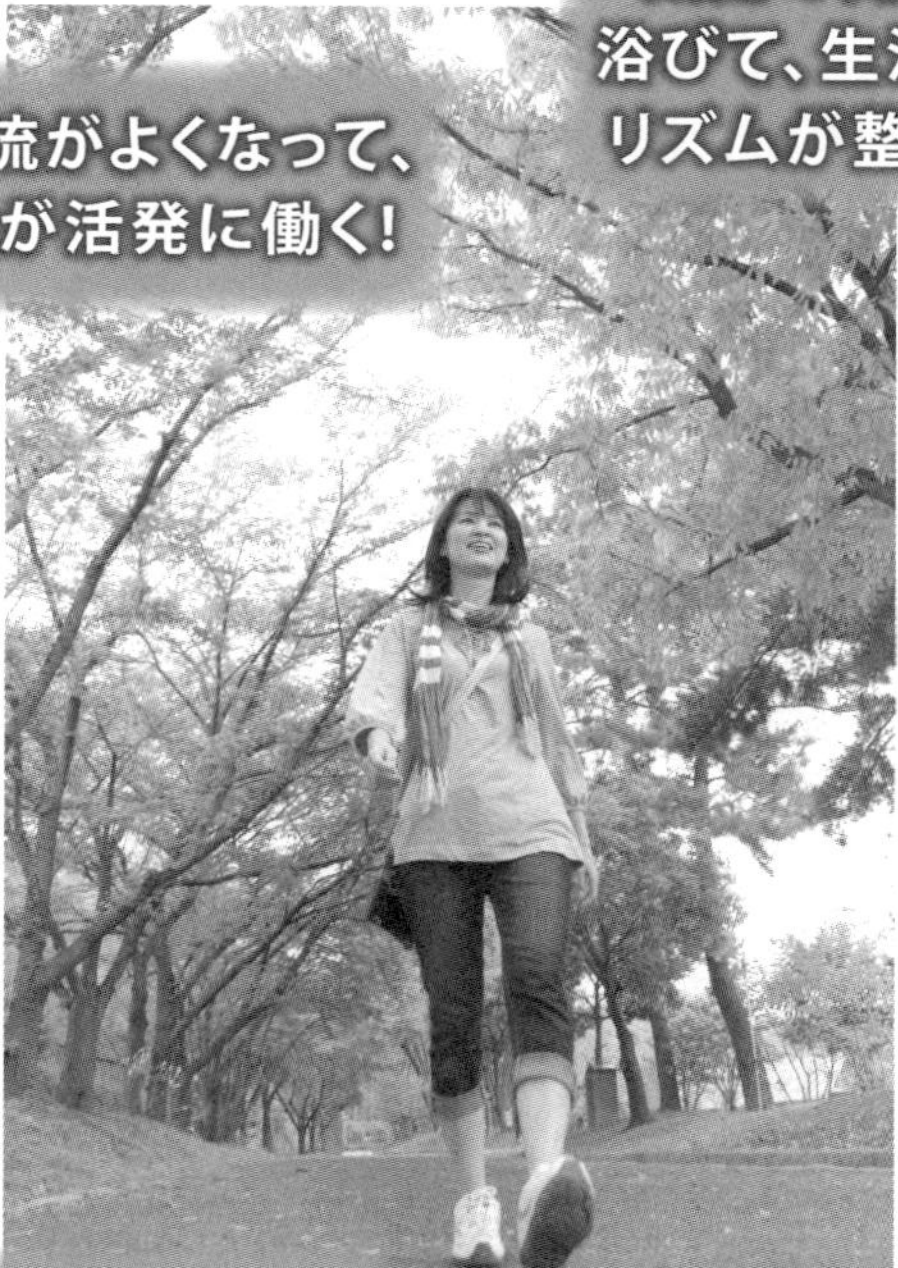
太陽の光を
浴びて、生活の
リズムが整う!
血流がよくなって、
脳が活発に働く!
森の香りで、
リラックスした
気持ちになる!

れ活性化するからです。

そもそも人間は歩くときに、全身の筋肉の3分の2が集まる下半身をおもに使っています。**その下半身の筋肉を使って、足を動かすには、司令塔の役割をする脳が働いているのです。**

また当然ですが、歩けば全身の血流がよくなります。脳にいく血液量も増えるので、より脳は刺激されます。そのうえ、歩くコースを少しずつ変えていくのですから、さらなる刺激が脳に加わります。脳は何重にも刺激されることになるのです。

おだやかに見える散歩ですが、私たちの想像以上に、脳の刺激による活性化に効果があるというわけです。

フィトンチッド――60代から始める「脳の健康法」

私は、散歩をするときに公園を通るようにしています。

朝の公園は、木々が生き生きとして、とても気持ちがよいものです。とくに雨上がりの朝の空気には、木々から発散されるフィトンチッドが含まれています。

フィトンチッドとは、植物が傷つけられたときに放出される殺菌力のある物質。その効果と森林の香りによって、人間の心と体をいやしてくれます。

脳を活性化するといっても、年がら年中、脳を働かせるのは逆効果。脳だって、朝からせわしなく働きたくはないでしょう。休息と活動のメリハリをうまくつけることが、脳の健康にとって大切な要素なのです。

また、私が散歩を終えるころ、決まって立ち寄る場所があります。

どこだと思いますか？　それは早朝から営業している駅近くのカフェです。

そこでコーヒーを飲んでから、家に戻るようにしています。なぜなら、カフェには早朝でも、すでに人がいます。

「そろそろ活動の時間がきたか！」

多くの人の姿を見るだけで、脳を活動モードにさせることができるからです。そうして自然に、少しずつ脳や体を活動フルモードにして、家に戻るのです。

ちなみに、私は散歩をしているとき、基本的に手ぶらです。緊急の連絡に備えて、一応、携帯電話はポケットには入れておきますが、本当は持ち歩きたくない。だから、携帯画面を見ながら歩くことは一切ありません。

イギリス・エディンバラ睡眠センターのクリス・イジコフスキー博士の研究にもあるように、携帯電話のような電子機器のディスプレイから発せられる光は、脳を無理に刺激します。このような刺激は、脳を活性化するのではなく、疲れさせるので注意が必要なのです。

脳を疲れさせないように気をつけながら、少しずつ脳や体を活動モードに切り替えていく。

これが「朝起きて30分間の習慣」の大事なポイントです。

60代で「やる気」がある人の共通点

朝型人間はなぜ頭がいい?

仕事をやめると、生活が不規則になりがちです。朝起きる時間は自由になり、いくら寝坊したっていい。そのために夜型になってしまう人が多いようです。

しかし、**夜型になると頭がうまく働かなくなる**と考えるべきです。夜型と朝型の両方の生活を体験した、私が言うのだから間違いありません。

たとえば勉強です。

「1時間の勉強は、夜にしても、午前中にしても同じだろう」

そう思っている人もいるでしょう。

しかし、そこには大きな違いがあります。私たちの脳は、午前と午後では活動レベルがまったく違うからです。

そこが重要な点と言えます。新しいことを学ぼうとするなら、朝が一番です。**人間の記憶力は午前中がピークで、正午を過ぎるとどんどん低下していきます。**夜7時以降になると、午前中の半分程度にまで下がってしまいます。

午前は頭もスッキリしていますし、心身ともに活力にあふれ、記憶力も抜群です。

だから、私は、雑務を後回しにして、優先順位の高いことがらを午前中にこなすよう心がけています。

しかし、なかにはこんなことを言う人がいるかもしれません。

「早起きしても頭がぼんやりしたまま。とても朝の有効活用などできない！」

私も、夜型から朝型に切り替えたばかりのときは、そんな気分に襲われました。

でも、ご心配なく。いい対処法があります。

それは「やる気の脳」に注目することです。

私たちの脳には、やる気の脳と呼ばれる部位があります。この「やる気の脳」をちょっと刺激してあげるだけで、どんどんやる気がみなぎってくるのです。

やる気の脳の正体は、脳の中心近く、ちょうど額と耳の間くらいにある「側坐核《そくざかく》」という直径2ミリ程度の小さな部位です。

側坐核は、記憶の司令塔である海馬のほか、理性を支配して意思決定をつかさどる「前頭連合野《ぜんとうれんごうや》」、自律神経を調整する「視床下部《ししょうかぶ》」、感情を左右する「扁桃体」などの脳の重要な器官と緊密に結びついています。

側坐核が活性化することで、これらの部位に「やる気」の指令を送るのです。

朝30分の脳活――「やる気の脳」にスイッチ!

どうすれば「やる気の脳」である側坐核を刺激できるのでしょうか?

その答えは、とても単純です。**「とりあえず作業に取りかかる」ことです。**

やりたくない仕事でも、面倒な勉強でも、とりあえず取りかかると、「作業している」という情報が側坐核に送られて、側坐核はいわば興奮状態になります。そして、次から次へと「やる気」の指令を出すようになるわけです。

脳科学の世界では、この一連の流れを「作業興奮」と言います。

実際に、これは誰もが経験しているのではないでしょうか。

たとえば掃除。始めるまでは面倒だと思っていたのに、やっていくうちにどんどんとノッてきて、「ついでだから」とほかの部屋やベランダの掃除までやってしまった、という経験です。

やる気が起きないのは、作業興奮が起こっていないから――つまり、作業をしていないからなのです。

どんなに苦手で退屈そうな作業でも、ひとまず作業モードに入ってしまえば、側坐核の働きによってやる気があふれるようになります。

逆説的な話ではありますが、**「やる気がないときこそ、やる！」**。

そんな心構えで、とりあえず朝30分間の有効活用を図ってみませんか。きっと、いつのまにか集中して、あっという間に時間が経ってしまうはずです。

それが続けば、朝30分の勉強などが「習慣」になります。さきほども触れたように、習慣化すれば無意識のうちにやろうという気分になってくるのです。

朝起きて、歯を磨かないでいると気持ちが悪いのと同じように、朝30分の脳活をしないと落ち着かなくなってくれば、あなたの脳は確実に活性化します。

30分の昼寝で頭が驚くほどスッキリ！

成功者に昼寝組が多い理由

意外かもしれませんが、昼寝には、記憶力を高める効果があります。

もちろん、質のよい睡眠も大切ですが、ちょっとした昼寝も大きな意味を持っているのです。

昼寝をしない場合、記憶力は正午を過ぎると、時間の経過にともない、どんどんと低下していきます。夜遅くまで残業したり、深夜遅くまで勉強することが、いかに非効率的かよくわかるでしょう。

ところが、**あいだに昼寝をはさむと、それが一変します。**

驚くほどに、記憶力が回復するというのです。

カリフォルニア大学心理学教室のサラ・メドニック博士の研究では、昼過ぎにわずか30分間の昼寝をすることで、低下していた記憶力が回復して、午後から夜にかけての記憶力が大幅に向上することが確かめられています。

この実験の結果を受けて、日本の教育現場でも昼寝時間が導入されました。

２００５年、福岡県内有数の進学校として知られる県立明善《めいぜん》高校で、昼休み中に15分間の「昼寝」を推奨《すいしょう》したのです。

この昼寝制度を導入してから40日後にアンケートをとると、週に1回以上、昼寝をした生徒２０８人のうち、61％の生徒が「授業に集中できている」と答えました。

それだけではありません。

なんと「成績が向上した」「勉強のやる気がある」「体の調子がいい」と答えた割合も、昼寝組のほうが高かったのです。

昼寝直前のコーヒー1杯が脳に効きます！

若い高校生たちだけでなく、60歳を過ぎた私たちにも同様のことが言えます。

午前中にしっかりと頭を使えば眠くなるのは仕方のないことかもしれません。しかし、昼寝をすれば、その低下した記憶力が回復して、記憶力がアップするのです。

すでに仕事をリタイアしている人ならば、時間の使い方は自由でしょう。

今日からでも、すぐに実践できます。

お昼の12時から午後3時くらいの間に、体調と相談して30分ほど昼寝をすればよいのです。ベッドに入らなくても、ソファでうたた寝をするだけで十分です。

会社に勤めている人でも、昼休みならば、昼寝をしても文句は言われません。食事を早めに切り上げて、アイマスクでもして、堂々と昼寝をすればいいのです。

また、こんな方法はいかがでしょうか。

最近のオフィス街には、クイックマッサージやリフレクソロジーの店舗が増えてきました。こういった場所で30分間マッサージをしてもらい、その時間を昼寝にあてるのです。

しかし、本来は、会社をあげて「昼寝タイム」をつくるべきである――私はそう考えています。そのほうが、はるかに仕事がはかどり、会社の利益もアップするからです。

ただ、いくら昼寝がいいといっても、寝すぎは逆効果。

2時間、3時間と寝てしまっては、体内時計が狂って、夜にきちんと眠れなくなってしまうでしょう。ひいては、昼夜逆転の原因となってしまいます。

もし、30分以上寝過ごしてしまうのが心配ならば、おすすめの方法があります。昼寝をする前に、濃いコーヒーや日本茶を飲む、というものです。

「カフェインをとったら眠れなくなる」

そんな心配にはおよびません。

じつは、飲み物に含まれているカフェインは、入眠自体の邪魔をするものではありません。なかでも**コーヒーの香りには、心をリラックスさせる効果があって、入眠の**

手助けをしてくれます。

このことは、杏林大学医学部の古賀良彦《こがよしひこ》教授の実験によって、科学的な裏づけがされています。

20代の女性10人に、5分間隔で6種類のコーヒーの香りを数十秒間ずつかいでもらい、その間の脳波を分析しました。

すると、豆によって度合いは異なりますが、コーヒーの香りをかぐだけで、感覚や情緒などをつかさどる右脳の後頭部に、リラックスしているときに見られるα波が多く出現したのです。そもそもカフェインは、摂取してからおよそ20~30分ほど経って、ようやく体に興奮性の作用をもたらします。

つまり、昼寝の直前に「深煎《ふかい》り」のコーヒーを飲んでリラックスしながら昼寝すれば、ちょうど30分後にはスッキリ目覚めることができるのです。ぜひ一度、試してみてください。

4章

60代からの人生は「読書」で さらに磨かれます

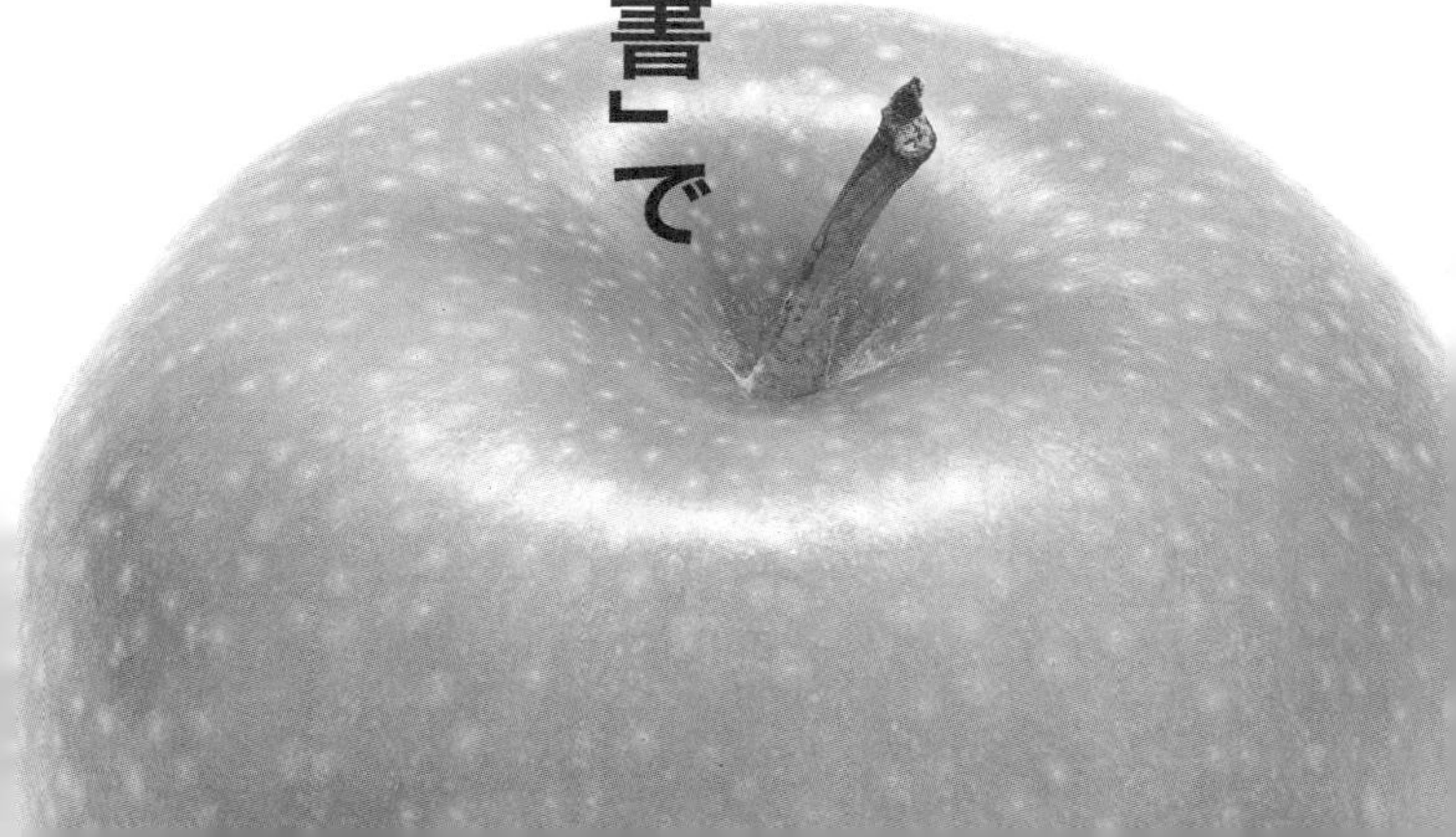

2011年3月11日、あなたはなにをしてました？

「東京オリンピックの開会式の日」をなぜ忘れない？

1964年（昭和39年）10月10日、あなたはどこでなにをしていましたか？

おそらく、昭和30年以前に生まれた日本人の多くは、ほぼ正確に答えられるでしょう。なぜなら、この日は、東京オリンピックの開会式だったからです。

「あの日は、家の白黒テレビで、自衛隊機が五輪を描いたのを母親と見ていたっけ」

そのときの光景を、まるで昨日のことのように思い出す人も多いでしょう。

では、2011年3月11日はどうですか？

「急に大きく揺れ出したから、本棚が倒れないように必死で押さえたな」

東日本大震災が起きた日は、まだ記憶に新しいはず。揺れなかった地域の人も、悲惨なニュース映像が強く印象に残っていることでしょう。同時に、**そのときに自分がなにをしていたのか、しっかりと頭に刻まれている**と思います。

私の場合は、ちょうど原稿執筆が一段落して、2階の事務所から階下の自宅に戻ってきたときでした。午後2時46分、突如大きく揺れはじめ、いつまで経っても揺れがおさまりません。私は、妻のベッドの手すりに必死につかまり、揺れがおさまるのをただひたすら待ちました。

その後、2階の事務室に戻ったら、本や書類が所狭しと乱れ飛んでいるではありませんか。事務室にいたら、部厚い本が頭に当たって、大ケガをしていたかもしれません。

あなたは、あのとき、どのように過ごしていましたか？

私と同様に、きっと鮮明に覚えているに違いありません。

それでは、2010年6月25日に、あなたはなにをしていたでしょうか？

これは、すぐに答えられる人はほとんどいないはずです。大きな事件があったわけではなく、ほとんどの人にとって1年のなかのありふれた1日にすぎないからです。

ここから、次のようなことがわかります。

強く印象に残る出来事が起きると、その出来事自体が記憶に刻まれるだけでなく、それと同時に進行していたことがら——たとえば、そのときの自分の生活、行動、心境、あるいは勉強していた内容をよく覚えられるということです。

この事実は、記憶力の強化に応用できます。

なにか覚えたいことがあれば、同時に強い刺激を脳に与えればよいのです。そうすれば、記憶にしっかりと残るわけです。

本を破く記憶法

私たちの生活において、毎日、大きな出来事が起こるわけではありません。

それでは、どうすればよいのでしょうか?

そう、**「自分自身で出来事をつくればいい」のです。**

たとえば、いつも自宅で勉強をしている人ならば、場所を変えてみます。

近所の図書館へ行くのもいいでしょう。近郊の町まで、ちょっと遠出をできれば理想的です。最近は、小さな町でも手軽に利用できるカフェが増えてきました。そうした場所で勉強するのもいい方法だと思います。

これだけでも脳は強い刺激を受け、脳はますます活性化します。そうすれば、あとになって、そのときの状況とともに、記憶がよみがえってくるはずです。

「あの日、鎌倉の小さなカフェで読んだ本に書いてあったな」

「電車が30分遅れたときに読んだ本に載っていたことだ！」

つまり、こんなふうに出来事と関連づけて、覚えることができるのです。

ちなみに、外で勉強をするとき、私はその日に勉強するページしか持ち歩かないようにしています。軽い本ならば1冊まるごと持っていきますが、重いテキストとなると何冊も持ち歩くのは大変だからです。

そこで20ページなり、30ページなり、その日に勉強をしようと思ったページを本体から破り取って持っていきます。

本を破ることに抵抗がある人もいるかもしれません。しかし、本は手垢で汚したり、マーカーや付箋でいっぱいにしたり、破り取って勉強したりと、読む人が好き勝手に活用したほうが著者も出版社も喜ぶと思うのです。

どうしても破るのに抵抗があるならば、そのページだけをコピーしていけばいいでしょう。

ページ数が限られているので、「今日はここまで勉強すれば終わり!」と覚えるべき範囲もハッキリします。

場所や勉強の範囲にメリハリをつける。そうすれば、脳は活性化されるのです。

「1分間の使い方」で脳の働きに差がつきます！

「たっぷりある時間」にやること、「細切れ時間」にやること

あなたは、エレベーターに乗ったとき、なにをしていますか？

「階数表示をじっと見ている」

そう答えた人は、記憶力が衰える人です。

反対に、記憶力が衰えない人は、こうした時間もムダにしません。脳を鍛える習慣を持っています。

たった30秒ほどの短い時間かもしれませんが、ここ1週間に会った人の顔と名前を

思い出すのでもいいですし、昨日食べた食事の内容を思い出すのでもいいでしょう。このような「細切れ時間」をどう使うかが、脳の働きを左右するのです。

具体的に、注意すべき点は、次の2つです。

「たっぷりある時間」にやることと、「細切れ時間」にやることを、しっかりと区別しておくことです。

「たっぷりある時間」とは、1時間以上のまとまった時間をさします。何十ページもの分厚い本を読んだりすることに向いています。

「細切れ時間」とは、ほかのことをする合間の5分か10分ほどの時間。覚えたいことを書いた付箋メモをサッと読んで、もう一度、脳に格納し直すのに向いています。

エレベーターでの30秒や1分程度の時間なら、メモも出さずに自分の頭のなかで想《そう》起《き》するのがいいでしょう。

ありがちな失敗は、「たっぷりある時間」にメモをサッと読んだり、「細切れ時間」に分厚い書物に挑戦することです。時間の使い方がチグハグ。これでは、なにもかも

「細切れ時間」を有効に使う法

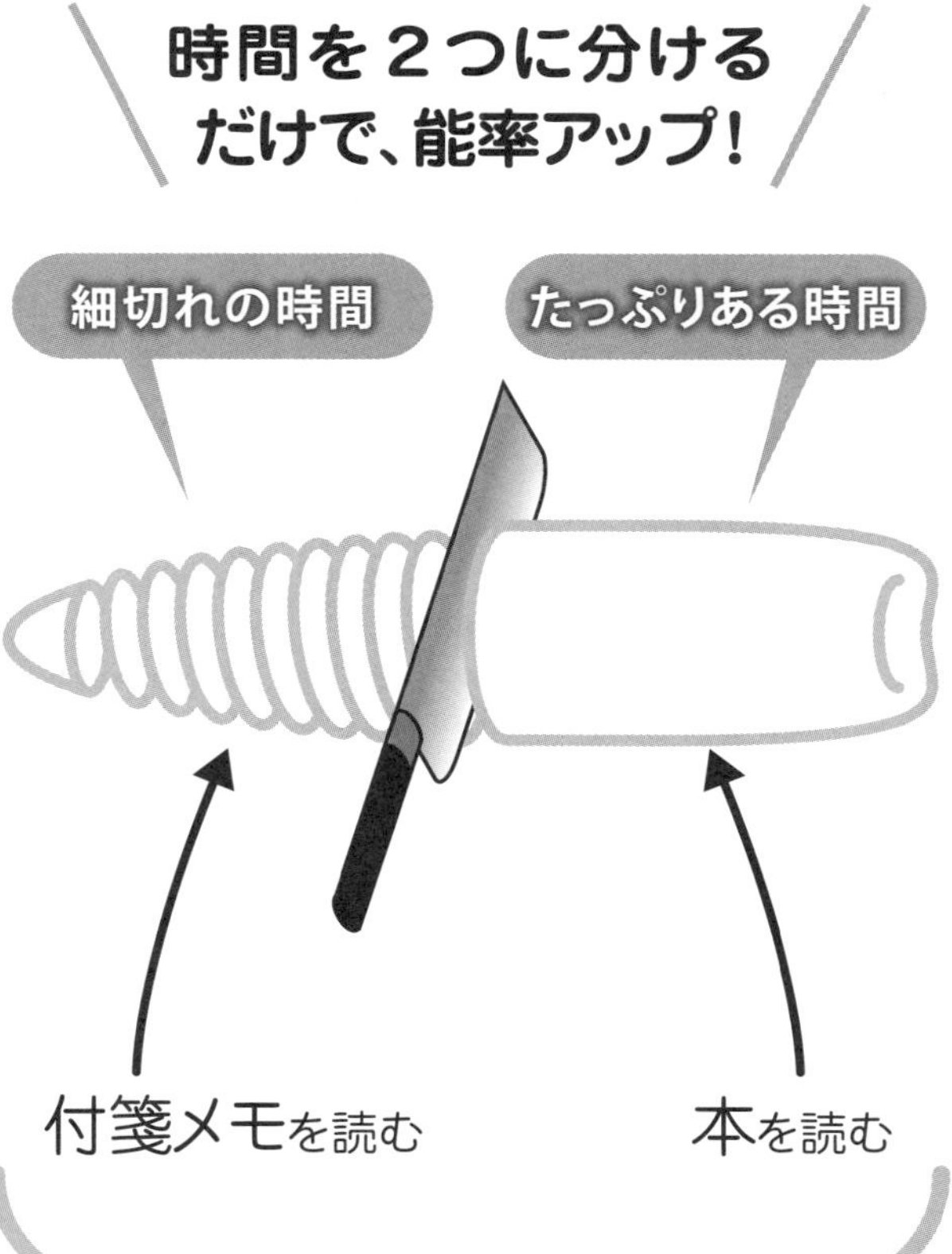

が中途半端に終わって、能率が上がりません。

「細切れ時間」有効活用法

「細切れ時間」は、1日を振り返ればいくらでも見つかります。

電車やバスの待ち時間、知人との待ち合わせ時間など、とくに外出しているときは、そうした時間が見つかりやすいでしょう。

そんなとき、私は、**その日や前日に読んで理解した本の内容を、そらで思い出すように努力しています**。

覚えている部分は、反復すれば、より確かな記憶として定着させられます。

しかし、どうしても思い出せないことがらもあるでしょう。

「あの本の、右ページの下半分に、大切な内容があったはずだが……」

書いてある場所までは思い出せても、それ以上は、よみがえってこない。そうしたことはよくあります。

でも、それでいいのです。

いいえ、それがいいのです。

なぜなら、繰り返しの作業によって、自分の記憶から欠落しているものがわかるのですから。

「欠落している」ものを思い出すことが重要なのです。

ただ、ここで大切なのは、家に戻ったらすぐにその本を開いて、その部分を確認する作業です。すると、「なんだ、これだったのか!」とすぐ思い出せます。

こうして覚えた知識は、なかなか忘れません。いったん忘れたものを思い出すと、記憶はさらに強く定着するからです。それは、2章の85ページでも解説しました。

たとえメモもノートも本も持っていなくても、「細切れ時間」にいくらでも記憶力は鍛えられます。

新しい知識の吸収は、机の上でやる勉強がすべてではありません。また、カードやメディアプレーヤーなどの小道具がなくてもできるのです。

それは頭を使ってやるもの。

ですから、首の上に頭をのせている人なら――つまり生きている限りは、誰でもどこにいてもできるのです。

60代からは「本の読み方」を変えましょう

「サラブレッド読書法」と「ブル読書法」をおすすめします

「60歳を過ぎたら、物覚えが悪くなった」

そう嘆く人がいます。でも、若かったころ、そんなに物覚えがよかったでしょうか。

答えは、NOだと思います。たとえば英単語も、すぐに覚えられないからこそ、何度も何度も読み返したり、書いたりして覚えてきたはずです。

若いときでもそうなのですから、**記憶の引き出しが開けにくくなった60歳以上になれば、なおさら繰り返しが大切**と言えます。

しかし、解説書やテキストを、ただ繰り返し読めばいいというわけではありません。「頭に入る読み方」と「頭に入らない読み方」があるのです。

私は、**本は3回読むことをおすすめします。**

考えて編み出した読み方が、次の3つの読書法を組み合わせたものです。

①1回目　**サラブレッド読書法**

競走馬のサラブレッドのように、スピードを重視して読んでいく読書法です。まずは、ここで全体像を頭に入れます。

②2回目　**ブル読書法**

雄牛（ブル）のように、じっくりと腰を据えて読んでいきます。内容をシッカリと理解し、重要個所にはマーキング（下線や傍線）をほどこします。

③3回目　**記銘《きめい》読書法**

マーキングした個所だけを読み返して、頭に刻み込みます。

60代からの上手な本の読み方

① サラブレッド読書法

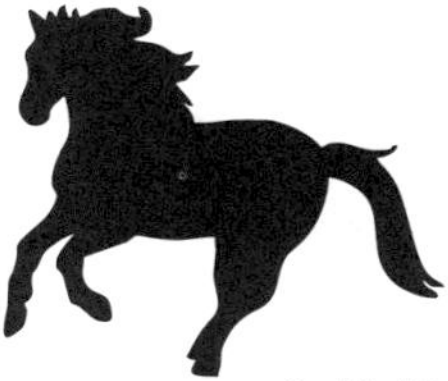

スピード重視！

全体像をつかむ！

② ブル読書法

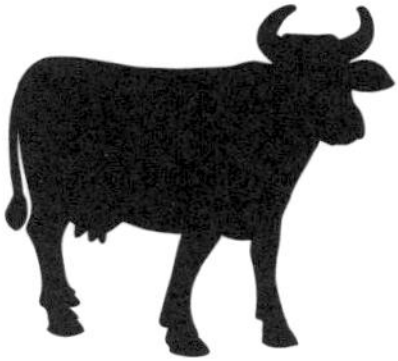

理解重視！

内容を理解する！

このように、「サラブレッド読書法」で流し読みして、ブル読書法で内容を理解し、「記銘読書法」で復習する習慣をつければ、歴史や科学などの難しい本だろうが、資格や試験のテキストだろうが、記憶への定着は何倍にも向上するのです。

60代の読書で大事なのは「疾走感」

「サラブレッド読書法」では、いったん本を読みはじめたら、わき目もふらずに読み進め、一刻も早くゴールにたどり着くことを目指します。

まさに、いったん走り出したら、ゴールまで疾駆《しっく》するサラブレッドのように学習するのです。

スピードが大切ですから、あまり深く読む必要はありません。

早く読めないという人は、次の3つのポイントを把握することだけに専念してください。

①自分がこれから学ぼうとしているのは、どのような内容のものなのか
②どのくらい難しそうなのか。あるいは、どのくらいやさしそうなのか
③全体の構成や構造はどうなっていて、部分部分は互いにどんな関係になっているか

この3点さえ把握すれば、多少の疑問が残っていても、そのまま放っておいて構いません。ある表現がわからなかったり、内容に疑問を感じたりしても、けっして立ちどまってはいけません。

ここで必要とされるのは、サラブレッドのごとき疾走力だけなのです。

内容が理解できているかどうかは二の次。とにかく、前へ前へと進むことを最優先にしてください。

短時間にゴールすることこそが目標です。

どんなに速く読んでも、最後まで目をとおせば、あらましは頭に入るものです。

こんなことを言うと、「一度サッと読んだくらいでは、内容の理解はおろか、とても記憶などできない」という反論があるかもしれません。

たしかに、そのとおりです。でも、まずはそれでいいのです。

なぜなら、**「サラブレッド読書法」の目的は、全体像を把握することだけにある**のですから——。

頭にすごく効く「脳で読む法」

本の内容を脳に刻む「マーキングの技術」

「サラブレッド読書法」で全体像を把握したら、2回目は、深く読んでいく習慣をつけていきます。それが「ブル読書法」です。

「サラブレッド読書法」が「目で読む」方法ならば、「ブル読書法」は「脳で読む」方法と考えるといいでしょう。

「ブル」とは英語で雄牛のこと。これもまた、サラブレッドと同様に、読書法の中身と密接にからんだネーミングです。

そう名づけた理由の一つは、「読書のスピード」が関係しています。「サラブレッド読書法」では、読む速度は速ければ速いほどよいと、スピードを重視していました。

しかし、「ブル読書法」では、速さは気にしなくていいです。多少遅くても、雄牛のごとくドッシリと構えて、時間をかけて読み込むことこそが重要になります。「ブル読書法」で求められるのは、**書かれた内容をきちんと理解して、要点を頭に詰め込むこと**。

そのために、**重要な個所にはマーキング**をします。

かつては「アンダーラインを引く」「下線をつける」などと言っていましたが、最近ではマーカーや蛍光ペンで文字全体を塗りつぶすことが多いため、ここではマーキングという言い方に統一します。

上手なマーキングは、本で読んだ内容を記憶するための必須テクニック。これを知っているかどうかで、読書の成果は雲泥《うんでい》の差となって現れます。

誰にでもできる「速読み」テクニック！

段落の「最初」と「最後」の文だけ読む

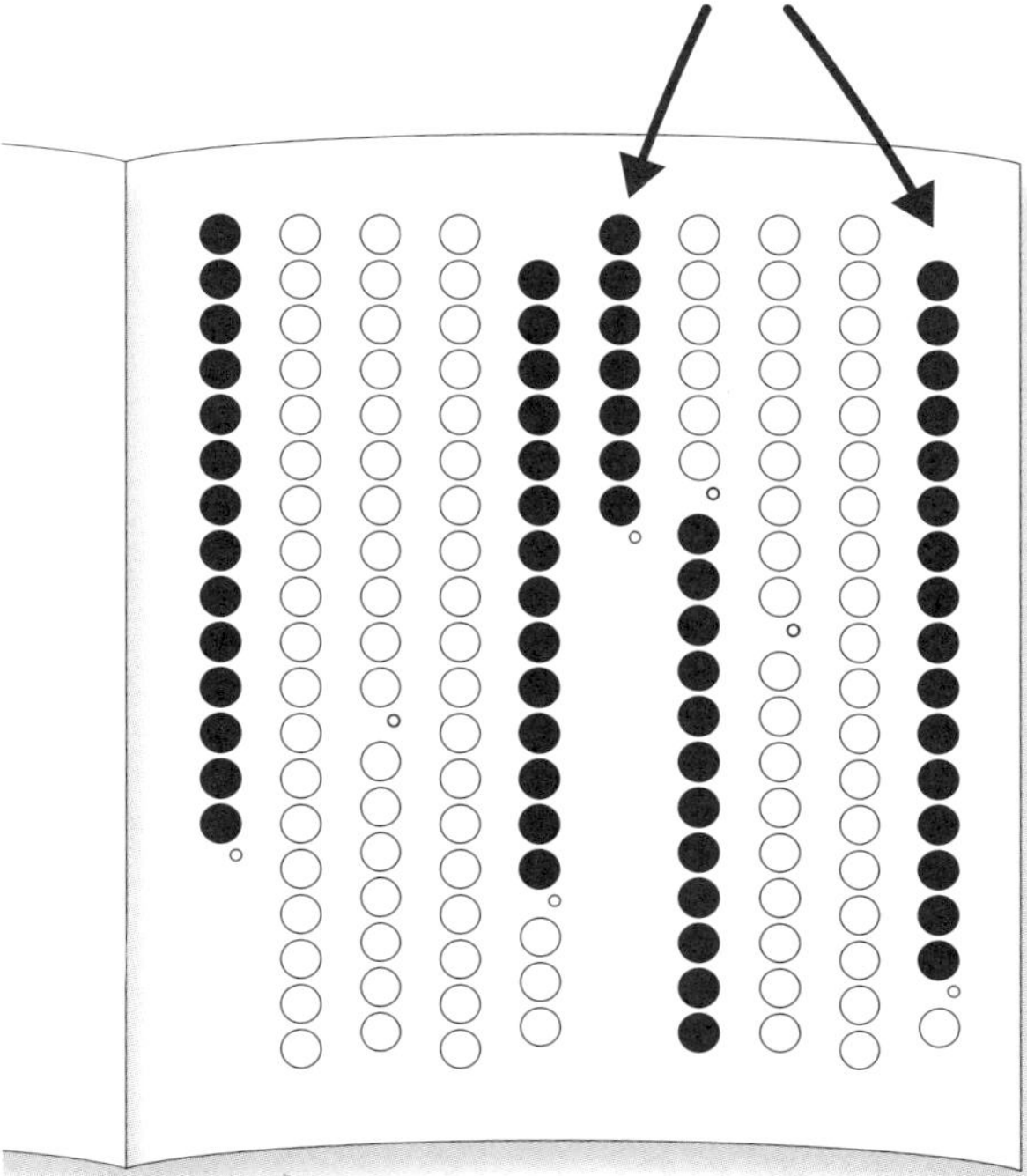

意外と頭に入る！

ところで、なぜマーキングが必須なのでしょうか。

私の読書法の場合は、テキストを3回繰り返して読むことと関係があります。

繰り返して読むたびに、すべての文章に目をとおしていたのでは、ひどく効率が悪くなってしまうのはおわかりでしょう。

そこで、2回目の「ブル読書法」で、重要な個所を見分けてマーキング。

3回目の「記銘読書法」ではマーキングした部分だけをピックアップして読むという方法をとるのです。

このように、「重要な個所を見分ける」という大切な役割があるために、「ブル読書法」はスピードを問題にしません。

もちろん、速いに越したことはありませんが、それよりも**作業を確実になし遂げることのほうがはるかに大事**なのです。

「ブル読書法」の段階では、マーキングのほか、必要に応じて、重要項目をノートやカードなどに書き出したり、自分の声で録音したりするのもいいと思います。

大事な言葉は、牛になったつもりで「反芻」しよう

「ブル読書法」のネーミングが「ブル（雄牛）」でなければならない理由は、先ほど述べた「読書のスピード」のほかに、もう1つあります。

それは、牛が食べるときに行なう「反芻《はんすう》」と同じ行為を、学習にも取り入れるからです。牛の反芻の行為とは、いったん胃に送った食べ物を、再び口のなかに戻して噛むことを言います。

ものを覚えるのも同じことだと私は思うのです。

つまり、**いったん頭にインプットしたものを面倒くさがらずに、もう一度取り出してきて、噛み直すことが必要**なのです。

じっくりと学んで覚えたつもりでも、翌日になれば何割かは忘れてしまうでしょう。それでも、いったん学んだことは、頭のどこかに残っているものです。

それをもう一度取り出してきて噛み砕き直すことが、記憶の定着に大事なポイント

となります。

2章でも説明したように、「覚える→忘れる→覚える」を繰り返して学んだことは、記憶にしっかりと刻まれていきます。

そのために、**「ブル読書法」では、ときに進んだり戻ったりしながら、時間をかけて本を読むことが大切**なのです。

このように、「サラブレッド読書法」「ブル読書法」「記銘読書法」という3段階の読書法を習慣にすれば、60歳以降になっても記憶力はグングン高まります。

5章

一流の睡眠が、一流の60代をつくります！

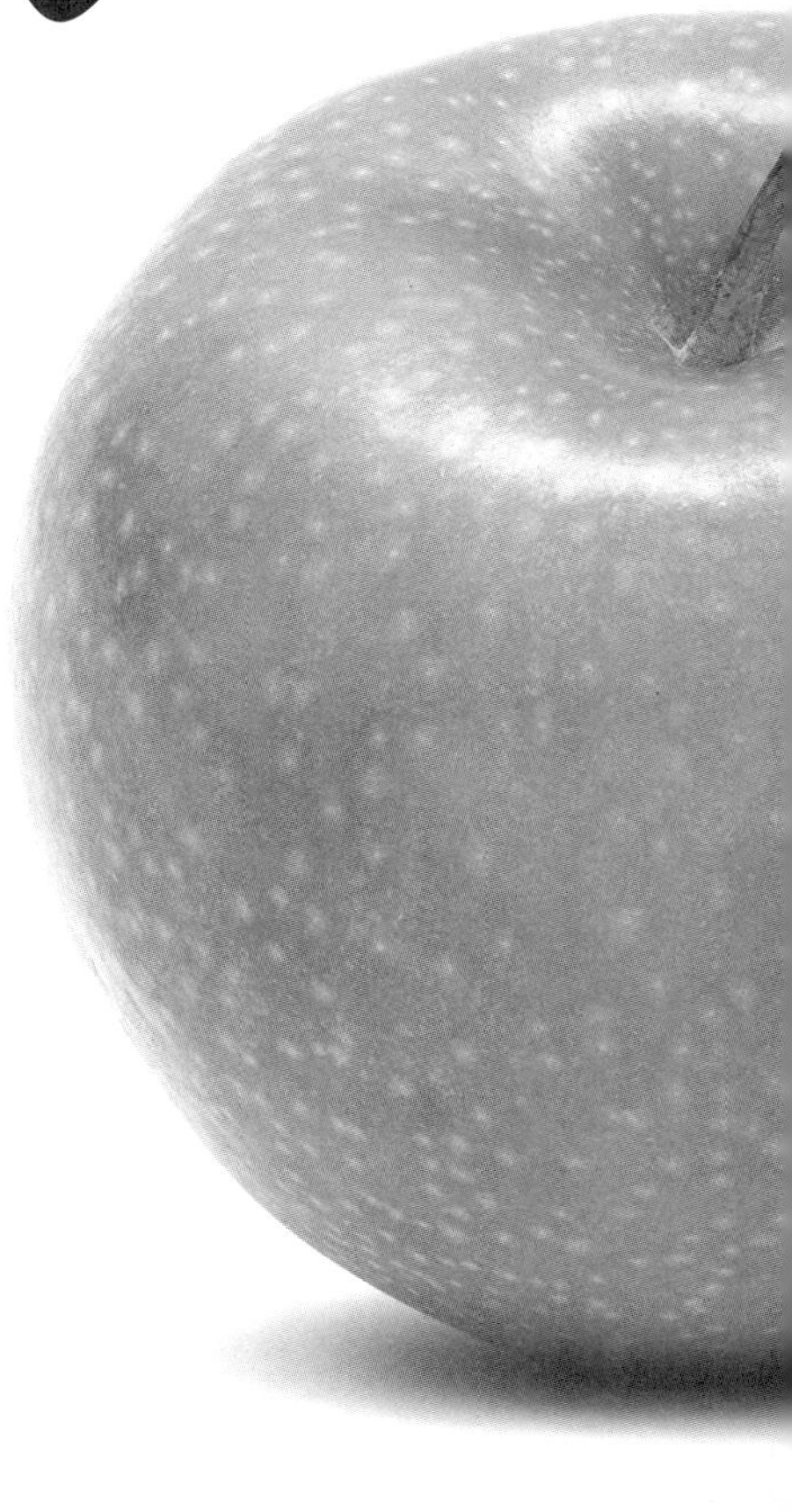

一流の睡眠は「体」と「心」の疲れをとります

60代「質のよい睡眠」の基礎知識

「目は脳の窓」という言葉をご存じでしょうか。

たしかに、目は、脳から飛び出して外界の情報を、再び脳に伝える「窓」のような役割をはたしている、と言えなくもありません。

面白いことに、これは単なる比喩ではありません。人間の発生学的見地からみても、解剖学的視点からも、**目は、脳の一部が体の表面まで伸びてきて、外界に開かれた器官**だと言われています。

こんな話から始めたのは、この章で取り上げる「睡眠」が、目と脳の動きに、深い関わりがあるからです。

しかし、ひと口に睡眠といっても2種類あります。私たちの眠りは、この2種類の性質の違う睡眠によって成り立っています。

それは、「レム睡眠」と「ノンレム睡眠」です。

聞いたことがある人も多いかもしれませんが、この2つの睡眠が交互に繰り返されています。

一般的には、レム睡眠が「浅い眠り」であるのに対して、ノンレム睡眠は「深い眠り」だと言われています。しかし、これは必ずしも正確なたとえではありません。

正確には、レム睡眠は「体が休息していて脳が働いている状態」、ノンレム睡眠は「脳が休息していて体が働いている状態」をさします。

なぜならば、「レム（REM）」とは、「Rapid Eye Movement」の略。直訳すると「急速眼球運動」になります。つまり、まぶたを閉じていても、眼球がキョロキョロと動いている状態です。この事実こそが、脳が働いていることを示しています。

すなわち、**「眼球の動き=脳の動き」となります**。

「目は脳の窓」という、最初に紹介した言葉を思い出してください。目がキョロキョロと動いているのは、じつは脳が働いているということにほかなりません。

脳が働いているので、私たちはレム睡眠のときに夢を見るのです。

一方、「ノンレム睡眠」は、「Non Rapid Eye Movement」の略です。急速眼球運動はしておらず、眼球も動いていない状態。脳が休息しているのですから、夢を見ません。その代わり、体は働いているために、寝返りを打ったり布団をはね除けたりします。脳を使わずに、体が反射的に動いているのです。

個人差や体調による差はありますが、平均すると1回の「レム睡眠」は20分程度、「ノンレム睡眠」は70分程度の長さになります。この90分を1セットとした眠りが、一晩で4～5回繰り返されるわけです。4回ならば約6時間、5回ならば約7時間半の眠りになるというわけです。

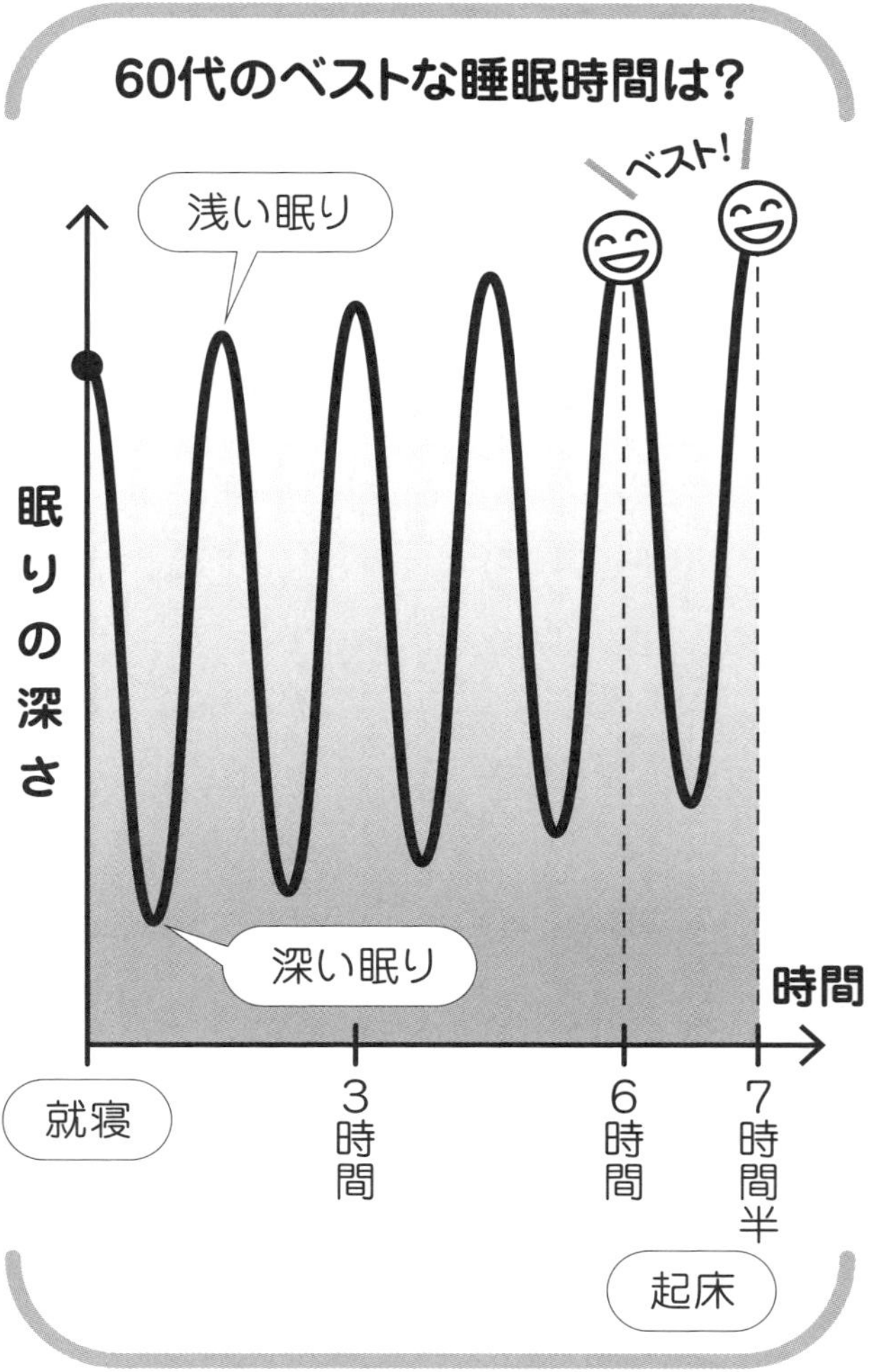
60代のベストな睡眠時間は？
浅い眠り
ベスト！
眠りの深さ
深い眠り
時間
就寝
3時間
6時間
7時間半
起床

体の疲れをとるレム睡眠、脳の疲れをとるノンレム睡眠

質のよい睡眠というのは、「レム睡眠」で肉体の疲れをとり、「ノンレム睡眠」で脳の疲れをとることで得られます。

ただし、一晩に1セットだけでは、十分な疲れはとれません。**やはり、4〜5セットはとることが必要でしょう。**

かつて私たちが受験生のころは、「四当五落」という言葉がはやっていました。睡眠時間が4時間の人は合格し、5時間の人は落ちる。だから、寝る間も惜しんで勉強した者が勝つという教えだったのですが、脳科学の見地からすれば、これは大きな誤りであることがわかってきました。

睡眠時間4時間では、1セット90分のレム睡眠とノンレム睡眠が、3回弱しかとれません。

これでは、脳も体も十分な休養がとれず、次のステップへ進める回復状態へ戻って

いません。すると、**疲労が少しずつ蓄積し、やがては「慢性疲労」状態に陥ってしまいます**。

これは、脳についても、体についても言えることです。

いま、私の睡眠時間は、6~7時間半ほどです。まさに、レム睡眠とノンレム睡眠の4~5セットにあたります。

経験上、記憶力が定着するのに、このくらいが適切な睡眠時間だと思っています。資格試験挑戦の最盛期も、この程度の睡眠は確保していました。

ましてや、体力が落ちる60歳以降では、睡眠時間を削って学ぶというのは、百害あって一利なしです。しっかり眠ることこそが、記憶力強化の最低条件と言ってよいでしょう。

よく「ひらめく」人ほど、よく「眠ってる」理由

夢はじつは「記憶の工場」だったのです

「レム睡眠」のときの脳の働きは、記憶力と深く関係しています。

それは、「レム睡眠」のとき、脳はものすごい集中力で昔の記憶をたぐり、再生しているからです。これが「夢」として現れます。

たとえば、**20年も30年も昔の光景を夢に見るというのは、脳の集中力のなせるワザ**なのでしょう。脳の働きを想像するだけで驚かされます。

ところで、なぜ私たちは夢を見るのでしょうか？

最新の脳科学では、「夢とは記憶の再生である」と考えられています。

夢を見ているとき、脳は、すでに記憶に定着している古い情報と、頭に入ったばかりの新しい情報とをランダムにつなぎ合わせています。そうやって、その情報がどんな種類の情報なのかを照合していくわけです。

睡眠中の脳のなかでは、本来はまったく関係のない情報がつなぎ合わされます。夢の内容が、しばしば非現実的なものになってしまうのは、このためです。

そもそも脳がこのような不思議な作業をしているのには、2つの目的があります。

その目的は、「情報の整理」と「記憶の強化」です。

膨大な量の情報を整理しながら、長期記憶として保存すべきは保存して、消去してもかまわないものは消去する。そうして記憶を厳選して、記憶の定着を強化しているのです。

まさに、夢とは「記憶の工場」といってよい存在でしょう。

「眠りながら考える」法

十分な睡眠は、記憶力だけでなく、「ひらめき」ももたらしてくれます。

2004年、ドイツのリューベック大学のヤン・ボーン博士率いる研究チームは、科学誌『ネイチャー』で、興味深い研究結果を発表しました。

まず博士らは、被験者66人に対して、数学的な「ひらめき」を必要とするパズル（数列の問題）を解かせました。

次に、パズルが解けなかった人たち――つまり、「ひらめき」が足りなかった人たちだけを集めて、A、B、Cの3つのグループに分けました。そして、それぞれに次のような作業をしてもらいました。

A：朝に問題を見せて、そのまま8時間考えてもらう。
B：夜に問題を見せて、そのまま徹夜で8時間考えてもらう。

C：夜に問題を見せて、そのまま8時間の睡眠をとってもらう。

そして8時間後、パズルに再チャレンジしてもらったのです。

その結果、どうなったと思いますか？

8時間の睡眠をとったグループCの人たちは、睡眠をとらなかったAとBの人たちとくらべて、3倍近い割合でパズルを解けました。

なにも考えずに眠っただけなのです。不思議ではありませんか！

その理由を、ボーン博士の研究チームは、次のように推測しています。

眠る前に与えられたパズルの問題は、睡眠中に新しい記憶として整理され、脳に刻み込まれていきます。そして、レム睡眠中に情報が整理され、過去に記憶していたさまざまな知識と出合います。

この作用によって、起きているときには思いもつかなかった「ひらめき」を導き出したのではないかというのです。

夢の話で説明したように、私たちの脳は、新しい情報を整理するときに、ただ単に整理整頓するだけでなく、**過去に蓄積された情報とランダムに組み合わせることで、照合作業を行なっています。**

そして情報のランダムな組み合わせのなかで、ときとして思いもよらない「ひらめき」を得ることがあるのです。

「寝る前30分間の読書」があなたの脳を強くします！

寝る前30分は「軽く・浅く・広く」がコツ！

「ひらめき」は寝ている間にやってきます。

その「ひらめき」の大きな役割を担っているのは、1章でも紹介した「海馬」です。海馬の重要な役割というのは、目や耳などの感覚器官から入ってきた情報を、整理整頓して仕分けることだと言いました。

ところが、寝ている間は、目や耳などの5感どれからも、新しい情報は一切入ってきません。リアルタイムの仕分け作業は必要ないのです。ですから、**すでに入力され**

た記憶の整理と再生作業に100%集中できます。

さらに、これは私の長年の経験から得た結論なのですが、「寝る直前に入ってきた情報を、海馬が重要視して扱ってくれる」のではないかと感じています。

その結論に基づいて、私が実行しているのが、ベッドの上でもできる「寝る前30分間の学び」と「寝る前1分間の復習」です。

記憶に定着させたいことを、寝る直前に頭に入れるという学習法です。

まずは、「寝る前30分間の学び」を紹介しましょう。

「寝る前30分間の学び」のキーワードは「軽く・浅く・広く」です。

「軽く」とは、肩の力を抜き、軽い気持ちで取り組むこと。

「浅く」とは、じっくりと理解できるまで読み込まずに、興味を持っていることがらだけに目をとめるくらいが丁度いいということです。

「広く」とは、ざっと全体に目をとおすことを言っています。

つまりは、解説書やテキストなど、ザッと全体を流し読みしながら、興味を持っているところに目をとめる「いいとこ取り」がポイントです。

驚くほど記憶力をアップさせる——魔法の7つ道具

私は毎晩、枕元に7つのあるものを用意しています。それは以下のものです。

①ナイトスタンド
②メモ帳とノート
③3色ボールペン
④ボイスレコーダー
⑤辞書（電子辞書）
⑥手帳と日記帳
⑦小型ラジオ

①ナイトスタンド

文字を明るく照らし、読みやすくするためです。

②メモ帳とノート

寝る前にふと浮かんだアイデアをメモするのに使います。加えて必ず用意しているのが、白紙のメモ帳です。

ただし、その日によって、白紙のメモ帳だけでなく、あらかじめ書かれたメモも一緒に用意するときもあります。

あらかじめ書かれたメモは、「寝る前1分間の復習」の時間で、必ず覚えたいことに限定しています。パソコンで印刷するのではなく、手書きで行なうのが効果的です。

1章にもあったように、ものごとを記憶するときは、5感をできるだけ多く活用したほうがよりよく記憶されます。なかでも**手を動かすこと（触覚）は、視覚や聴覚にくらべて、人間の本能的な部分に訴える感覚**なので、さらに記憶効果が高まります。

③3色ボールペン

思いついたアイデアを書き留めるためのもの。3色もしくは2色を用意するのは、書いたメモにメリハリをつけるためです。ポイントを色分けするなどの整理ができます。

④ボイスレコーダー

書くのが面倒な場合に、声で吹き込むために用意しています。覚えたいことをあらかじめ吹き込んでおき、寝ながら聞いて覚える、という使い方もできるのでおすすめです。録音機能つきの携帯電話でも構いません。

⑤辞書（電子辞書）

昼間も含めて、いつでも携帯しておきたいものです。本や新聞・雑誌を読んでいるときに、わからない用語やあやふやな言葉があったら、そのままスルーしないで、その都度、辞書を引いて理解しましょう。

人は、理解しないことを長く記憶することはできません。理解しないことを記憶するのは、丸暗記と同じことで、「記憶の効率」はきわめて悪くなります。

⑥手帳と日記帳

その日の出来事をまとめたり、翌日の予定を確認するためのものです。日記といっても1ページにビッシリと書くような大げさなものではありません。銀行や生命保険会社などが、無料で配っているページの薄い手帳でも十分です。

⑦小型ラジオ

テレビと違って、「ながら聴き」ができるので愛用しています。本を読みながら、料理をしながらというように、いつでも気軽に情報を耳にすることができます。

また、テレビの画面を見ていると、光の刺激が強くて眠れなくなることがありますが、ラジオならそんな心配もいりません。小型なのでどこでも聞くことができます。

一流の60代が「寝る前1分」にしていること

寝る前1分は「小・略・短」がコツ！

寝る時間が迫ってきたら、最後に「寝る前1分間の復習」をします。

たった1分ですから、ここで**新しいことを始めたり、深入りしてしまうような勉強をしてはいけません。**自分で書いたメモや付箋をザッと見渡したり、解説書のページをめくって、マーキングした部分に目をとおしたりするだけでいいのです。

深入りすると、いつのまにか5分、10分と勉強時間が長くなってしまい、興奮して寝つけなくなってしまうでしょうから。

さきほどの「寝る前30分間の学び」のキーワードは「軽く・浅く・広く」でした。それに対して、**「寝る前1分間の復習」のキーワードは「小・略・短」です。**

「小」とは、あまり大げさなことはしないということ。小さな勉強、小さな読書、小さな復習、小さなチェックに限定します。

「略」とは、なにをやるにしても省略型でいこうということです。全部覚えようとしないで、「大事なところを少しだけ」覚えるという姿勢を保ちます。

「短」は、短い時間にとどめることです。「ついつい長時間になってしまった」とならないように気をつけなければなりません。復習時間の目標は、あくまで1分間です。

もっとも、実際には2分や3分になることはあるでしょう。でも、長くなっても3分くらい。例外の日があったとしても最長4分です。細かい話になってしまいますが、**「5分では長すぎる」**と頭に入れておいてください。

失敗しがちなのは、わからない部分が出てきたときです。どんどん掘り下げて、とことん追求すると、1分だけの復習時間が、いつしか15分になり、30分になってしまいます。それでは、「寝る前1分間」と限定した意味がありません。

しかも、寝る直前に真剣になって深追いの勉強をすると、交感神経を興奮させる神経伝達物質「アドレナリン」が分泌されてしまい、眠れなくなるのです。

わからない部分はメモに残し、翌日の昼間にあらためて調べるようにしましょう。昼間ならば、熱中してアドレナリンが出るのは問題ありませんが、寝る直前はいけません。たとえ寝られたとしても、悪い夢を見ることがあるからです。

簡単！「今日会った人を思い出す」脳トレ

さて、一通り復習が終わったら、なにをすればいいか――。

その日一日のことを朝から順に振り返ってみましょう。誰に会ったか、なにを食べたか、どんな出来事が起きたのかを思い出してください。寝る直前に思い出すことで、記憶が定着します。

とくに、ここが重要なのですが、**その日に会った人は、顔といっしょに名前も思い**

出してください。そうすることで、人の名前を忘れにくくなります。

また、静かに目を閉じていると、さまざまなことがらが頭をよぎります。それは、明日の予定かもしれません。面白いアイデアが思い浮かぶこともあるでしょう。

大切なのは、ここで浮かんだアイデアや気になるテーマなどを、その場でメモする習慣をつけること。メモをとるのが面倒なら、ボイスレコーダーに吹き込めばよいでしょう。

ここで手間を惜しむと、明日になって「昨晩いいことを思いついたのに、忘れてしまった！」と、くやしがることになってしまいます。

もし、「明日はこれをやらなくては」「今週末までにあれを調べなきゃ」という予定を思いついたら、その場で手帳にメモしておきます。

こうするだけで**頭に入った情報は強化され、睡眠中に長期記憶として保存されやすくなります**。たとえ忘れてしまった場合でも、翌朝にメモを見れば、簡単に思い出すことができるのです。

「起きた後1分」に必ず「2つのこと」をやりましょう

まず、朝の空気を取り込もう

心地よい睡眠であっても、長く寝すぎるのは、よくありません。

以前は、健康を保つためには、8時間睡眠が必要と言われていましたが、これは昔の学説。最近、電子版「Sleep Medicine」誌で発表された米国のカリフォルニア大学サンディエゴ校医学部精神医学のダニエル・クリプキ名誉教授らが行なった睡眠調査では、**長命な人の睡眠時間で一番多いのは、5〜6時間半**だといいます。

あなたが夜11時に床についたなら、遅くても朝6時には起きていたいものです。

そして朝起きたら、テレビや新聞を見る前にすべきことがあります。

ポイントは、次の二つの行動です。

一つは、**窓を開けて、朝の空気を部屋に取り込むこと**。

朝、太陽の光を見る大切さは、すでに3章でも触れました。体内時計を整える脳内ホルモンであるメラトニンを、きちんと分泌させるためです。

それに加えて、ぜひ、朝は窓を開けて新鮮な空気を取り入れましょう。というのも、朝の寝室には二酸化炭素が充満しているからです。

私たちは寝ている間ずっと、呼吸をして二酸化炭素を排出し続けています。しかも、閉めきった寝室に何時間もいるのですから、部屋の二酸化炭素の濃度はかなり高くなっており、それに反比例して酸素濃度が下がっています。

つまり、脳はちょっとした酸欠状態になっているのです。

これでは、頭が朝から十分に働きません。もしかすると、「毎朝、起きると体がだるい」という原因の一つは、ここにあるのかもしれません。

そんな状態を打破するために、窓を開けて酸素を室内に入れましょう。

次に、「寝る前1分」でしたことを思い出そう

もう一つ、起きてすぐにやるべきことは、前夜の復習です。

「寝る前1分間の復習」でやったことを、朝起き抜けの1分間でチェックします。

忘れていることがあっても心配はいりません。

枕元にはメモ帳やノートがあるはずです。それを見て思い出しましょう。前にも書いたように、「覚える→忘れる→覚える」を繰り返すことで、脳に記憶が定着します。

もう一度言いますが、この復習は、テレビや新聞などを見る前にしなくては意味がありません。その理由を説明しましょう。

目覚めというのは、レム睡眠中の後半にやってきます。このときまでに、海馬は夜通し、4回も5回も古い記憶の整理・再生に集中していました。

ひとまず、その作業は一段落ついたころあいでしょう。

あえて海馬を擬人化してみるならば、「この作業は飽きた。そろそろ新鮮な情報がほしい」と感じているころ。

つまり、**新しい情報に対して飢えている状態**です。

この時間帯に入ってきた情報は、貪欲に取り入れてくれるはずです。

いわば、海馬は「真っ白なキャンバス」状態。これから入ってくる情報によって、いかようにも色を塗ることができるのです。

ここがチャンスです！

可能ならば、人の声も聞かず、外の空気を吸ったらすぐに勉強を始めたいところ。

外部のよけいな情報を取り入れる前に、前夜の「寝る前1分」で復習した最重要ポイントを、真っ先に脳に送り込んでしまいましょう。

こんなときに、テレビや新聞を見ていたら、もったいない！　これらの情報は目覚めたばかりの脳にとっては刺激が強すぎて、いきなり脳のキャンバスがいっぱいになってしまうおそれがあるからです。

60代の「朝1分」が人生を変える!

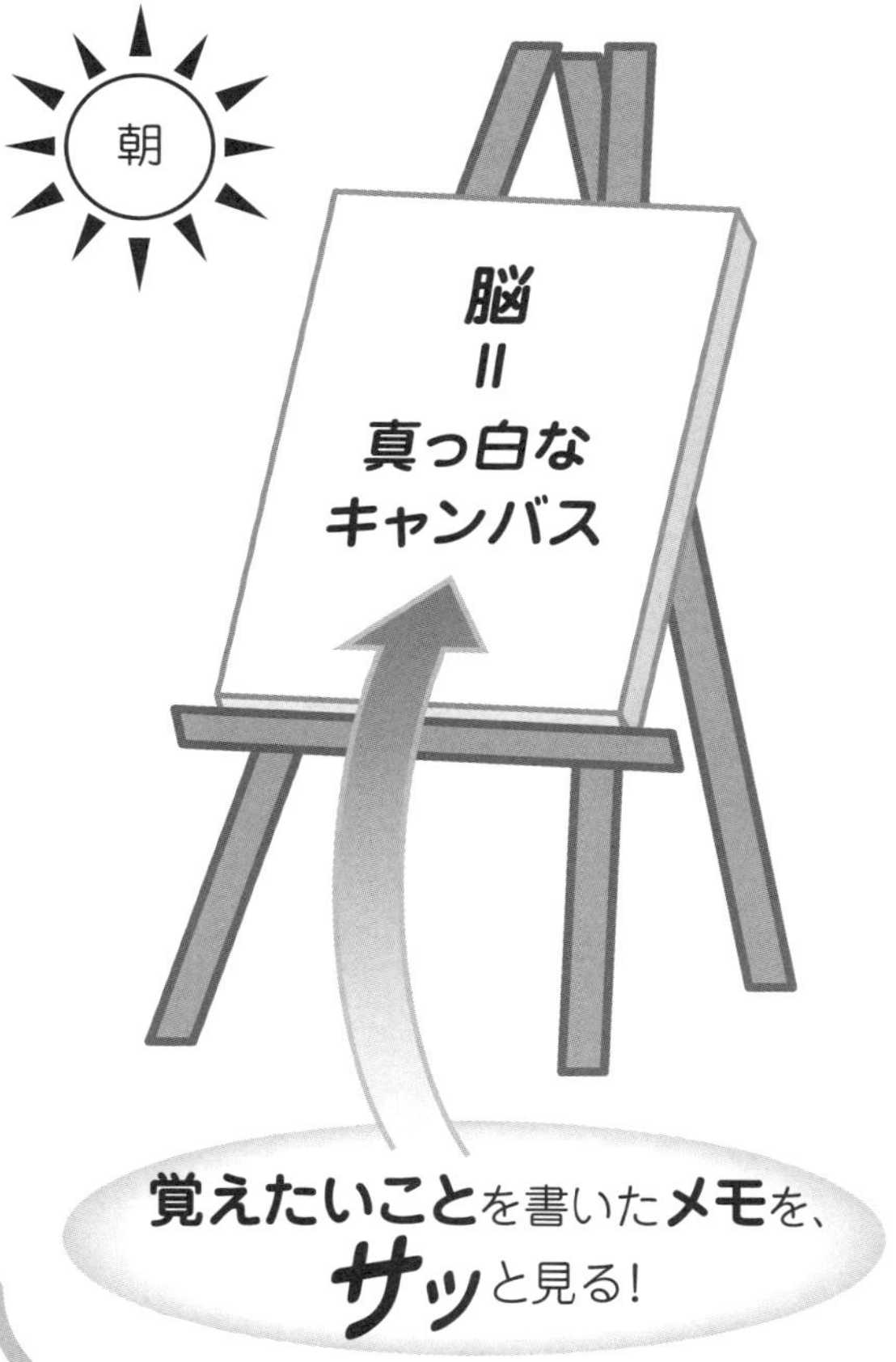
朝
脳
=
真っ白な
キャンバス
覚えたいことを書いたメモを、
サッと見る!

もちろん、スマホも同様。たくさんの情報を一度に目にするのは、脳には刺激が強すぎます。

また、起きぬけには頭が働かないという人も多いでしょう。

正直言って、私もその1人です。そんなとき私は、習慣になっている散歩のあとに、カフェに立ち寄って、前夜の復習をサッと行なったりしています。

なかなかおすすめの方法ですよ。

散歩をするだけなら、脳の「真っ白なキャンバス」は、真っ白なままでいてくれますから。目覚めのコーヒー1杯とともに、ゆっくりと、でも確実に頭を動かす準備をしましょう。

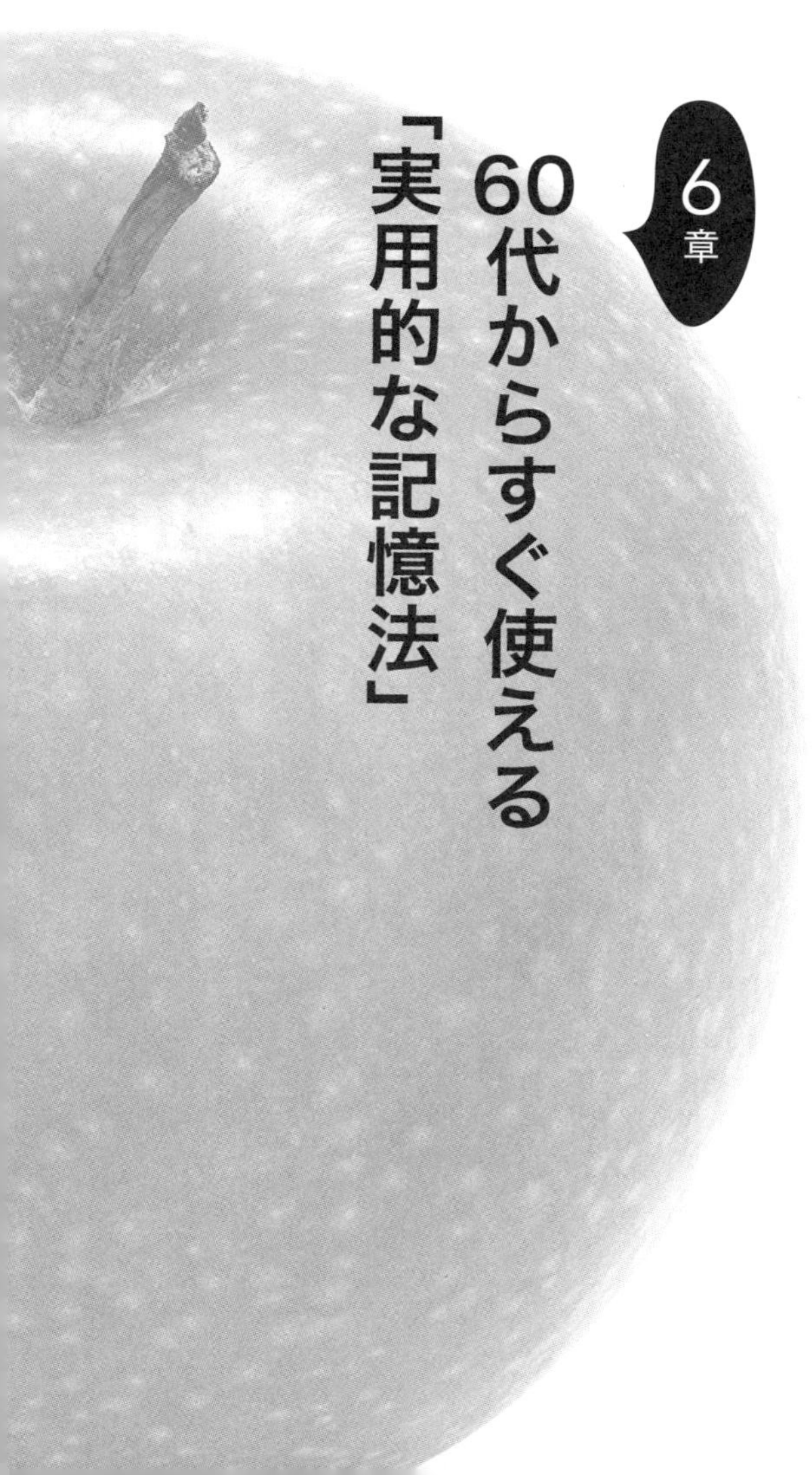

6章

60代からすぐ使える「実用的な記憶法」

世界一簡単な「人に話す」記憶術

忘れたくないなら「人に教える」のが一番

いますぐにでも試せる、実用的な記憶法があります。

それは、他人から得た知識を、あたかも自分の経験から生まれた知識かのように話すことで、記憶として定着させるというもの。

その名はズバリ！「受け売り記憶法」です。

外から取り込んだ知識は、自分の頭のなかに詰め込むだけでは不十分。その知識を自分のものにしたいならば、その内容を、**他人にわかりやすく話してみることが大切**

です。

理由は二つあります。

一つ目の理由は、**自分の知識の弱点に気づけること**です。仕入れた知識を、自分ではきちんと理解しているつもりでも、いざ他人に話してみたら、じつはあやふやだったと気づくことがあるでしょう。

弱点に気づけば、あやふやな部分を解消するために、もう一度本を読んだり、ネットで検索して、理解し直すことができます。

この作業を繰り返すことによって、正しい知識が深まるのです。

面白いエピソードがあります。

私の知人に、音楽大学でピアノを教えている音楽家がいます。

彼は若いころ、ドイツに留学した経験がありました。そんな彼が、ある日、私にこう語りかけました。

「ドイツ語の先生を探している大学はありませんか？　最近、ドイツ語を忘れかけているので、誰かに教えることで語学力を回復したいのです」

ちょっと考えたらヘンですよね。本来であれば、「ドイツ語を忘れかけているので、誰かに教わりたい」と言うところでしょう。しかし、彼はたしかに「誰かを教えたい」と言いました。

これが「受け売り記憶法」の極意と言えます。

もし、語学の試験に合格するだけなら、語学の理解は60~70%程度できていれば十分です。しかし、人に教えるとなると、そうはいきません。

100%は無理にしても、それに近い知識を持っていなければ、先生は務まりません。学生から、どんな質問が出てくるのかわからないからです。

だからこそ、**人に教える立場になれば、自分が学生だったとき以上に、必死になって準備をする**でしょう。人に教えることで、知識を定着化させるだけでなく、知識を広く深く、さらには体系的に理解できるようになっていくのです。

知識は、口に出せば出すほど身につきます

「受け売り記憶法」で、自分の知識の弱点に気づけるようになると言いましたが、もう一つ利点があります。それは、記憶の定着です。

知識は、口に出せば出すほど、着実に記憶に定着していきます。

ですから、さきほど例に出した音楽家の彼は、「受け売り記憶法」の達人と言えますね。「教える」という「受け売り」を通じて、自分の記憶力も鍛えているのですから。

「なにかを身につけたいと思ったら、自分が先生になってしまえばいい」

それが、私が導き出した結論です。

もっとも60歳を過ぎて、いきなり先生のように振る舞え、というのは無理な相談でしょう。気持ちだけでも、先生になったつもりで「受け売り」をすればいいのです。

一つ例をあげましょう。

たとえば、あなたがフランス語を習っていたとします。そして、フレンチレストラ

ンに行き、料理が運ばれてくるのを待っているところを想像してみてください。

この待ち時間を利用して、「受け売り記憶法」を実践しましょう！ 習っているフランス語の知識を、他人に披露《ひろう》するのです。

たとえば、こんな話をしてみてはいかがでしょうか。

「メニューの白ワインには『Vin Blanc』と書いてあるだろう。『Vin』はワインだよね。『Blanc』は白という意味だけど、フランス語だと最後の子音は読まないことが多いから、『ブランク』じゃなくて『ブラン』と発音するんだ。だから、たとえば『Mont Blanc』という単語は、山の『モン』と白の『ブラン』が合わさった言葉で、『白い山』という意味になるのだよ。意味を理解すると、身近なものに思えてくるよね」

他人から聞いた知識を使うからといって、遠慮はいりません。**そもそも、私たちが持っている知識のほとんどは、もとはといえば他人から教えてもらったもの**ではありませんか。

これから、知識は、口に出して覚えていってください。しかし、ここで一つ気になることがあります。

知識をお披露目する相手には、いったい誰を選んだらいいのでしょうか?

最もいいのは、奥さん(あなたが女性なら、旦那さん)です。一番身近にいるので、いつでもどこでも知識を「受け売り」できるからです。

ただし、ちょっと問題があります。

「もう、あんたのウンチクなんか聞きたくない」と言われてしまっては、記憶力強化どころの話ではありません。あなたが知識を伝えても、嫌がらない相手を選びましょう。

幸い私の場合は、「ああ、そうなの」「面白いわね」と相づちを打ってくれる相手に恵まれましたが……。

頭文字から思い出す「頭出し記憶法」

頭文字さえ思い出せば、記憶はついてきます

「いますぐ多くのことを記憶しなくてはならない」――。

そんな切羽詰《せっぱつ》まった状況に陥ったときのことを、思い出してください。そこで、最適な記憶法があります。

頭文字で覚える「頭出し記憶法」です。

この記憶法は、箇条書きになっている項目や、連なっているモノの名称を一度に覚えるときに効果的でしょう。

私の場合は、資格試験の前夜に、よくこの方法を使って暗記していました。

そんなことを言うと、お叱りを受けそうですね。「この年になったら、もう試験なんて関係ない。もっと暮らしに役立つ知識を紹介してほしい」と。

まったくおっしゃる通りです。ただ、**資格試験で役に立つ頭の使い方と、暮らしのなかで役立つ頭の使い方は、まったくの別ものではない**と思うのです。

まずは、宅建士試験を例にあげて、説明していきましょう。

たとえば宅建業者は、消費者保護のための「八種制限《はちしゅせいげん》」という規定に沿って、不動産物件を売らなければなりません。八種制限とは、わかりやすく言えば、「これはやってはいけない」と、業者を制限する条項で、内容は以下の8つです。

①クーリングオフ制度
②自己所有でない物件の売買
③手付金等保全《てつけきんとうほぜん》

④手付額の制限
⑤損害賠償《そんがいばいしょう》予定額等
⑥瑕疵《かし》担保責任
⑦割賦《かっぷ》販売契約解除
⑧所有権留保《りゅうほ》

なんだか頭が痛くなりそうな言葉ばかりですが、試験を受ける人にとって、この8つの項目は、よく出題される重要事項です。必ず覚えなければなりません。

しかし、一度にすべてを覚えるのは、とても難しい。

そこで私は、①～⑧までの項目の**頭文字を並べて「九九」のように丸暗記する**ことにしたのです。

ク（クーリングオフ制度）

ジ（自己所有でない物件の売買）
テ（手付金等保全）
テ（手付額の制限）
ソ（損害賠償予定額等）
カ（瑕疵担保責任）
カ（割賦販売契約解除）
ショ（所有権留保）

つまり、「クジテテソカカショ」という単語を丸暗記しました。

この「クジテテソカカショ」という言葉自体には、なんの意味もありません。でも、**頭文字が出てくれれば、そのあとの言葉も「芋づる式」に思い出しやすくなります**。頭文字の「クジテテソカカショ」だけを、理屈抜きに丸暗記しようという作戦です。

この覚え方は、驚くほどシンプル。何回も繰り返し口に出すことです。

風呂に入りながら唱えたり、歩きながら口ずさんでみてもいいでしょう。165ページの「寝る前30分間の学び」の実践として、カードや手帳に、覚えたいことをメモするなどして、記憶を定着させていきます。

もちろん、頭文字が出てきても、そのあとの言葉が続かなければ意味がありません。しかし、実際、私が資格試験の勉強をしているときには、頭文字が出てきたのに、それに続く言葉が出てこないということはありませんでした。

重要なのは最初の頭文字。これをどう思い出すかがミソでした。

たとえば、すでに少し開いている引き出しを、グッと最後まで開けるのはそれほど難しいことではありません。

最も力が必要なときは、閉じている引き出しを、開ける瞬間です。記憶も同じ。単語を思い出すきっかけとなる、最初の1文字を頭にパッと浮かべることがポイントなのです。

「あれを買うの忘れた！」がなくなります

「頭出し記憶法」の効果は、理解できましたでしょうか？

これは暮らしのなかでも、おおいに役立ちます。

たとえば、こんな経験はありませんか？

奥さん：「帰りに駅前のスーパーで買ってきてほしいものがあるの」

あなた：「なにを？」

奥さん：「ほうれん草、れんこん、だいず、ガーリック、まいたけ、けんちん汁の素をお願い！」

日常的によく耳にする会話ですね。このように、脈絡《みゃくらく》もなく羅列された品名を、覚えなければならないときがあります。

何度も確認して、覚えたつもりが、買い忘れてしまうこともしばしば……。帰宅すると、「4つしか買ってきてないじゃない！」と奥さんに責められるのがオチです。
こんな**小さな夫婦ゲンカを避ける方法が「頭出し記憶法」**なのです。

ほ（ほうれん草）
れ（れんこん）
た（だいず）
が（ガーリック）
ま（まいたけ）
け（けんちん汁の素）

奥さんが頼んだ品物の頭文字を続けて読んでみると、「ほれたがまけ」になるではありませんか！　これで、何十年も前の、ほろ苦い思い出にひたれるとともに、頼まれごとにもパーフェクトに応えられるわけです。

なんて、この例は、私が冗談まじりにつくったものですが、「頭出し記憶法」は、夫婦円満の秘策など、暮らしのあらゆる部分で、十分に役立ってくれることでしょう。

もの忘れが激減する「フック記憶法」

宴会場にいた人名をすべて覚える手法

ところで、記憶法の起源は、古代ギリシャ時代にまでさかのぼります。それを物語る、こんな興味深い話が残されています。

あるとき、宴会が行なわれていた会場で突然、建物の屋根が落ちてしまい、会場に居合わせたほとんどの人が亡くなるという大惨事が起きました。

遺体の損傷が激しいため、被害者の身元は確認できず、関係者はただおろおろするばかりでした。

そのとき、身元確認に協力したいと名乗りを上げた人物が現れます。詩人のシモニデスです。彼は幸いなことに、事故当時、会場の外にいて、命拾いをした出席者の1人でした。

シモニデスは、亡くなった人の名前を淡々と、1人ずつ口にしていきました。なんと、そらで言ってのけたのです。

その「記憶力」に、周囲の人はすっかり驚いてしまいました。

彼はなぜ、そんなことができたのでしょうか？

それは、各人が座った席と、その人の名前を結びつけて覚えていたからです。

といっても、これだけではなんのことかわかりませんよね。もう少し具体的に説明しましょう。

このときシモニデスが使ったのが、**「フック記憶法」**です。

それは、**「ある特定の順番を持っているもの」と「覚えようとしているもの」を結びつけて記憶する方法**をさします。

特定の順番を持っているものとして、よく使われるのは「体の部位」です。

5つの単語を覚えたいならば、それぞれを**「頭髪、額、眉毛、鼻、口」といった5つの体の部位（存在する順）と、合体させて覚える**ことをおすすめします。

この「フック記憶法」を、一緒に練習してみましょう。

おでこの傷口を「ホチキス」でとめると、忘れない？

上から順番に、体の部位に対応させる「フック記憶法」。

その具体例として、私の買い物の仕方を紹介しましょう。

その日、赤のサインペンと赤いボールペン、ホチキス、のり、定規、プリンターのインクが欲しかったとします。

脳を鍛えるために、あえてメモをせず、フック記憶法を使ってみましょう。

体の部位と買うものとを結びつけて、頭に刻み込めばいいのです。

では、どうやって結びつけたのか――。

もの忘れを防ぐ「フック記憶法」

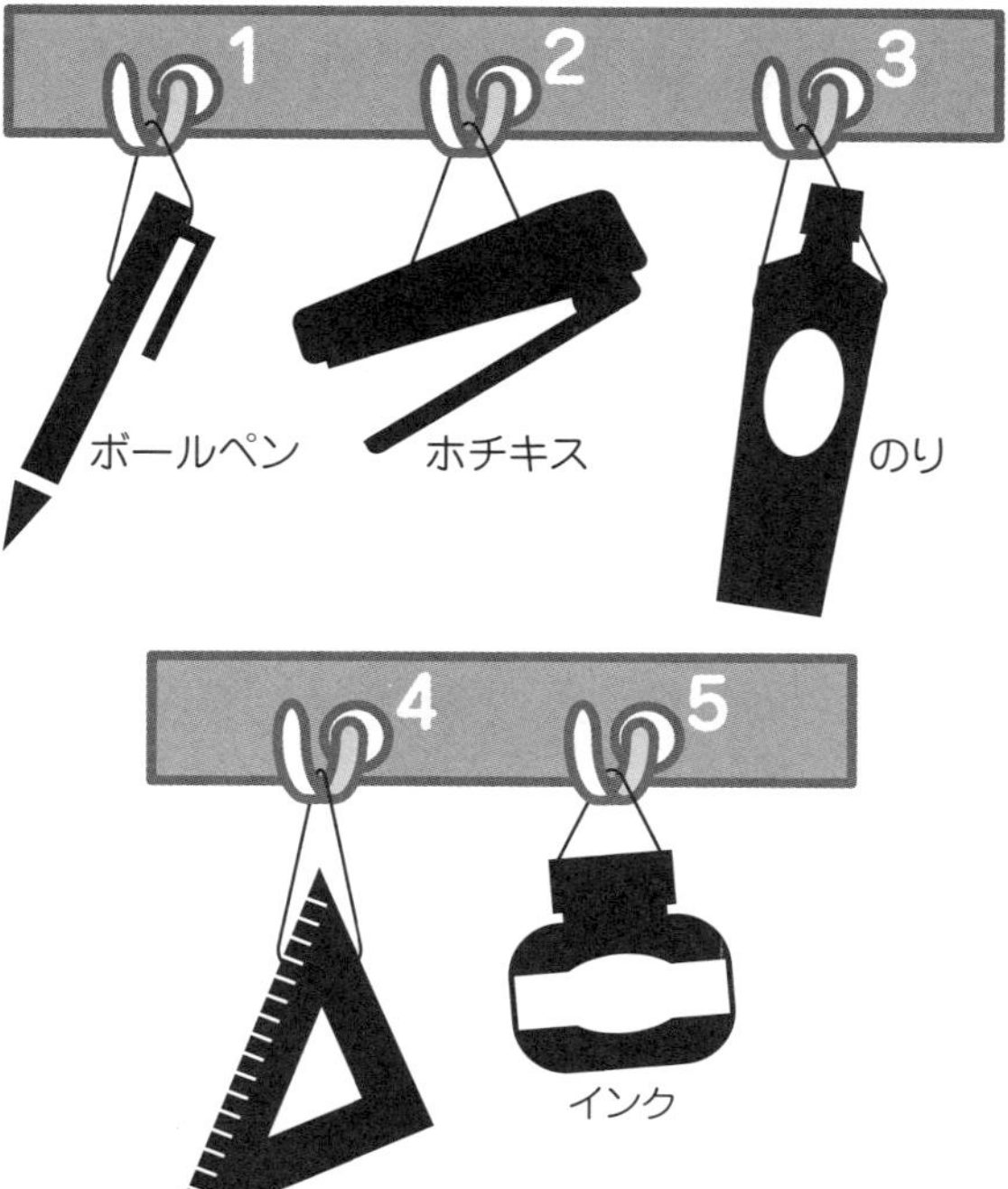

あなたの「記憶のフック」に覚えたいことをぶら下げよう！

①頭髪　赤い髪に「赤いサインペン」と「赤いボールペン」を巻きつけている。
②額　おでこの傷口を「ホチキス」でとめて、血を流している。
③眉毛　左右の眉毛から「のり」が垂れ下がっている。
④鼻　「定規」で鼻の長さを測っている。
⑤口　「プリンターのインク」を無理やり口のなかに押し込もうとしている。

かなり刺激的なイメージで、体の部位と、買いたいものを結びつけていますよね。

刺激的で印象に残るイメージをつくる――これが「フック記憶法」の重要な点です。単に「頭髪＝赤いサインペンと赤いボールペン」「額＝ホチキス」と、単語を並べてみても、頭に入ってこないでしょう。

そこで、一度覚えたら、忘れたくても忘れられないイメージをつくりあげてしまうわけです。**このイメージは、奇抜であればあるほどいい**のです。

なぜなら、脳は当たり前のことに対しては、「ああ、いつものあれだな」と、さっと素通りしてしまい、記憶の痕跡さえ残さないことさえあります。

ところが、「おでこの傷口をホチキスで止める」などというゾンビを彷彿《ほうふつ》とさせるようなイメージには、「おお、こわい！」という強い反応を示すでしょう。

その意味では、多少現実離れしていても、シュールなイメージづくりをするのも、記憶上手になる方法と言えます。

また、ほかの体の部位を使って覚えてもかまいません。手、腹、へそ、足など、自分が覚えやすいと思うものを使えばいいのです。

山手線の駅名になじみがある人は、体の部位を使う代わりに、**東京、有楽町、新橋、浜松町……というように、駅名を使うのもいい**でしょう。

「フック記憶法」を自由に使えるようになれば、もう買い忘れることはありません。

今日からあなたの脳は、長い数字を一瞬で覚えられます

DOGCAT——6つのアルファベットを瞬時に覚える法

ここで、一つ問題を出しましょう。

次の6文字のアルファベットを5秒間見たあと、それらを一つひとつ口に出してみてください。

「DOGCAT」

できましたか？

難しいという人もいれば、簡単にできたという人もいるでしょう。

しかし、同じ問題なのに、なぜ人によって難易度が違ったのでしょうか？

ヒントは、覚えるべき数にあります。

難しいと答えた人は、おそらく「ディー・オー・ジー・シー・エー・ティー」と、一つひとつ懸命に覚えた人だと思います。

簡単にできたという人は、文字をしばらく見るうちに、あることに気づいたのではないでしょうか？

「なんだ、DOG（ドッグ）とCAT（キャット）じゃないか」と。

難しく感じた人は、アルファベットを6個も覚えなくてはなりませんでした。それに対して、**簡単に感じた人は、DOGとCATという2つの単語を覚えればよかった**のです。

この6とか2という「単位」のことを、チャンクと言います。

チャンクとは、心理学では脳が情報処理をする単位のことをさしています。この**チャンクの数が少ないほど、覚えやすい**というわけです。

では、もう一つ問題を出しましょう。

次の数字を、できるだけ早く覚えてください。そして覚えたら、数字を隠して別紙に書き出してみてください。

「2・2360679」

覚えるのに30秒かかった人もいれば、10秒たらずで覚えられた人、わずか5秒で覚えた人もいるかもしれません。

理由は簡単で、それぞれ覚えるチャンクの数が違うからです。

30秒かかった人は、8つの数字をそのまま覚えたのでしょう。つまり、8チャンクを覚えることになります。

しかし、電話番号のように「2236」「0679」と、2つのグループに分けて、リズムをつけて覚えれば2チャンクになります。これなら、10秒で覚えられるでしょう。

5秒で覚えた人は、この数字の列を、「富士山麓《ろく》オウム鳴く」と読み替えて覚えたはず。5の平方根《へいほうこん》ですね。中学生のころ、数学の授業で習った語呂合わせです。これなら、1チャンクを覚えるだけですみます。

つまり、記憶力を高めるためには、できるだけチャンクの数を少なくすればいいのです。

基本——一度に覚えられるチャンクは7個まで!

長い数字を覚えるには、チャンクの数を減らせばいい。

しかし、減らすといっても限度があります。

では、私たちは、いくつチャンクを記憶できるのでしょうか?

20世紀のなかば、G・A・ミラーという学者は、人間の短期記憶の情報保持容量が、数字でおよそ7個であることを報告しています。つまり、**7チャンクまでは、すぐに覚えられる**ということです。

同時に重要なのは、1つのチャンクに含まれる数を増やせば、チャンクは7つでも、もっと多くの数字を覚えられるということです。

たとえば、「834279645963011」という数字の並びを、一つひとつ覚えると15チャンクになります。でも、これを「闇夜《やみよ》に鳴く虫ご苦労さんわいい」と読み替えれば、1チャンクにまとめることもできるのです（山下富美代著『記憶力をつける』日本経済新聞社）。

1つのチャンクに15の数字をまとめれば、7チャンクで合計105個の数字を覚えられる計算になります！

まあ、いきなりそこまでのレベルに到達するのは、難しいかもしれません。しかし、この『記憶力をつける』という本によれば、それまで7個程度の数字しか覚えられなかった大学生二人が、2年にわたって訓練を続けた結果、82個の数字まで暗記できるようになった、という研究報告があるそうです。

これこそ正真正銘の脳トレと言えるでしょう。あなたもやってみてはいかがですか。

CEO・TTP……「略語」を正確に覚えるコツ

文字ではなく「意味を覚える」！

新聞を読んでいて、ときに苛立たしくなることはありませんか？

「アルファベットの略語が多くて読みづらい！」

そんな嘆きをよく耳にします。とくに私たち高齢世代は、横文字に対して、ある種の拒絶反応をもっている人が多いのではないでしょうか。

それなのに、新聞を読んでいても、テレビを観ていても、やたらに横文字の略語が目に飛び込んできます。

「CEO」「COO」「TTP」「NPO」「NGO」「GDP」「GNP」「ODA」「DV」「PTSD」……英語が得意な人でも、次々と出てくる略語に、60歳を過ぎて「ついていけない！」と感じる人も多いでしょう。

私もしばしば、「どういう意味だっけ？」とすぐに思い出せないこともあります。

さて、これをどのように覚えればよいのでしょうか？

結論から言えば、正攻法の記憶法が最適です。**つまり、「語源」から覚えてしまうのです**。アルファベットだけを覚えようとするから難しいのであって、もとの意味を知って、その意味ごと、単語を覚えてしまったほうがラクです。

たとえば5章で、「レム（REM）睡眠」について述べましたね。このとき、「レム」と「ノンレム」について説明をしました。

これらを覚えるとき、「レム」と「ノンレム」という単語しか覚えていないと、のちに、その意味を混同してしまうのが関の山です。

そこで、語源をチェックしてみましょう。

「REMは、Rapid Eye Movement（急速眼球運動）の略語」→「眼球が動いていることは脳が働いているということ」→「脳が働いて、体が休んでいる睡眠の状態」→「このときに夢を見ている」というように、簡単に内容を思い出すことができるようになります。

似ている言葉は「セットで覚える」！

とくに効果的なのは、2つの言葉をペアで覚える方法です。

たとえば「NPO」と「NGO」、「CEO」と「COO」、「GDP」と「GNP」、「CS」と「BS」というように、**間違えやすい略語というのは、見た目が似通っていて、意味が異なるものが多い**のです。

これを意識するだけで、略語はこわくなくなります。

たとえば、「NPO」と「NGO」には、次の違いがあります。

NPO……Non-Profit Organization
NGO……Non-Governmental Organization

「NPO」と「NGO」は、「P」と「G」が違っているだけで、似たようなものだと思っている人が多いかもしれませんが、それは大きな間違いです。

「NPO」は非営利団体のこと。「Profit」とは利益のことですから、直訳すると「利益を求めない組織」という意味になります。社会貢献活動や慈善活動をしている団体などが、これにあたります。

一方で、「NGO」とは非政府組織のこと。「Government」というのは政府のことですから、「政府ではない組織」を意味します。

これは、民間人や民間の団体からつくられた組織であって、国内外で活動するときに、「私たちは政府のまわし者ではありませんよ」と明示しているわけです。たとえば、「国境なき医師団」などは、「NGO」のいい例でしょう。

こうして、**語源から理解していけば、私のいう「自然記憶」の機能が働いて、それほど苦もなく覚えることができる**と思います。

最近は、高齢者の間で、生涯学習の一つとして語学を学ぼうというトレンドがあるようですが、このように単語の意味から覚えていくのも、よい頭の運動になるでしょう。

同様に「GNP」「GDP」、「CEO」「COO」の違いも調べてみましょう。

GNP……Gross National Product（国民総生産）
GDP……Gross Domestic Product（国内総生産）
CEO……Chief Exective Officer（企業の最高経営責任者）
COO……Chief Operating Officer（企業の最高執行責任者）

略語の語源は、インターネットや電子辞書などで調べればすぐにわかります。

いまでは、携帯電話やスマホでも簡単に検索できるようになりました。わからなかったらすぐに検索して、また忘れたらその度に検索すればいいのです。

このように、忘れたらすぐに検索し直すという行為は、記憶力を高めるうえで、とても大切なことでしょう。何度も述べましたが、「記憶の天才」というのは、それほどいないものです。

では、「記憶の凡才」を「記憶の天才」に変えるのはなんでしょうか？

それは**「反復（学習）する」という簡単な行為です。**

なかなか覚えにくい略語があったら、カードやメモ帳や付箋に書き留めておきましょう。それを夜寝る前に取り出して反復チェックすれば、やがて頭に残るようになります。

1日に1つ覚えれば、1年後には365個！

60代から「毎日を最高に充実させる」法

1日に1つ新しい知識を増やせば、3カ月後には90個の知識を身につけることができます！

それが難しいという人でも、3日に1つくらいは新しいことを覚えられるでしょう。そうすれば、3カ月後には30、半年後には60の新しい知識が身につきます。

「塵も積もれば山となる」と言います。使い古された言葉ですが、地道な努力が記憶力の強化につながるのです。

テレビに登場する専門家やコメンテーターを見て、「なにも資料を見ないで、よくあれだけスラスラと名前や数字が出てくるものだ」と驚くことがあります。でも、あの人たちだって、一度にすべてを覚えたわけではありません。

まず、あることに興味を持って、その興味を持ったことがらを中心にして、少しずつ知識を増やしていったのです。

私たちも、それをマネしてみようではありませんか。

その方法は、けっして難しいものではありません。

まず、**興味を持った分野の「核」となる知識を身につけます**。言い換えれば、テーマの中心となる知識です。そして、それを確実に頭にたたき込むのです。4章で紹介した「サラブレッド読書法」と「ブル読書法」を組み合わせた「記憶を鍛える読書の習慣」を実践するといいでしょう。

それができたら、核となる知識に関連した内容で、2番目に大切な知識を仕入れます。それも身につけたら、今度は3番目に大切な情報を手に入れる。さらに、4番目、

5番目と次々に知識を増殖していくのです。

やがて、予想以上の「知識の塊」ができあがります。

「雪だるまをつくる要領」で知識を増やそう

最初に、中心となる「核の情報」を覚えて、徐々に、その周囲の知識を覚えていく。

その様子は、ちょうど雪だるまをつくる過程に似ています。

そこで、私はこの記憶法を**「雪だるま式記憶法」**と呼んでいます。

さっそく使ってみましょう。

たとえばあなたが、日本経済について詳しく知りたい、と考えたとします。まずは、「金融」という大きなテーマに沿って見ていくことにしましょう。

すると、日本の個人金融資産は1708兆円にのぼり、アメリカに次ぐ世界第2位であることが、ネット検索でわかります（日本銀行「資金循環統計」2014年12月末現在）。

「雪だるま式」に記憶を増やす法

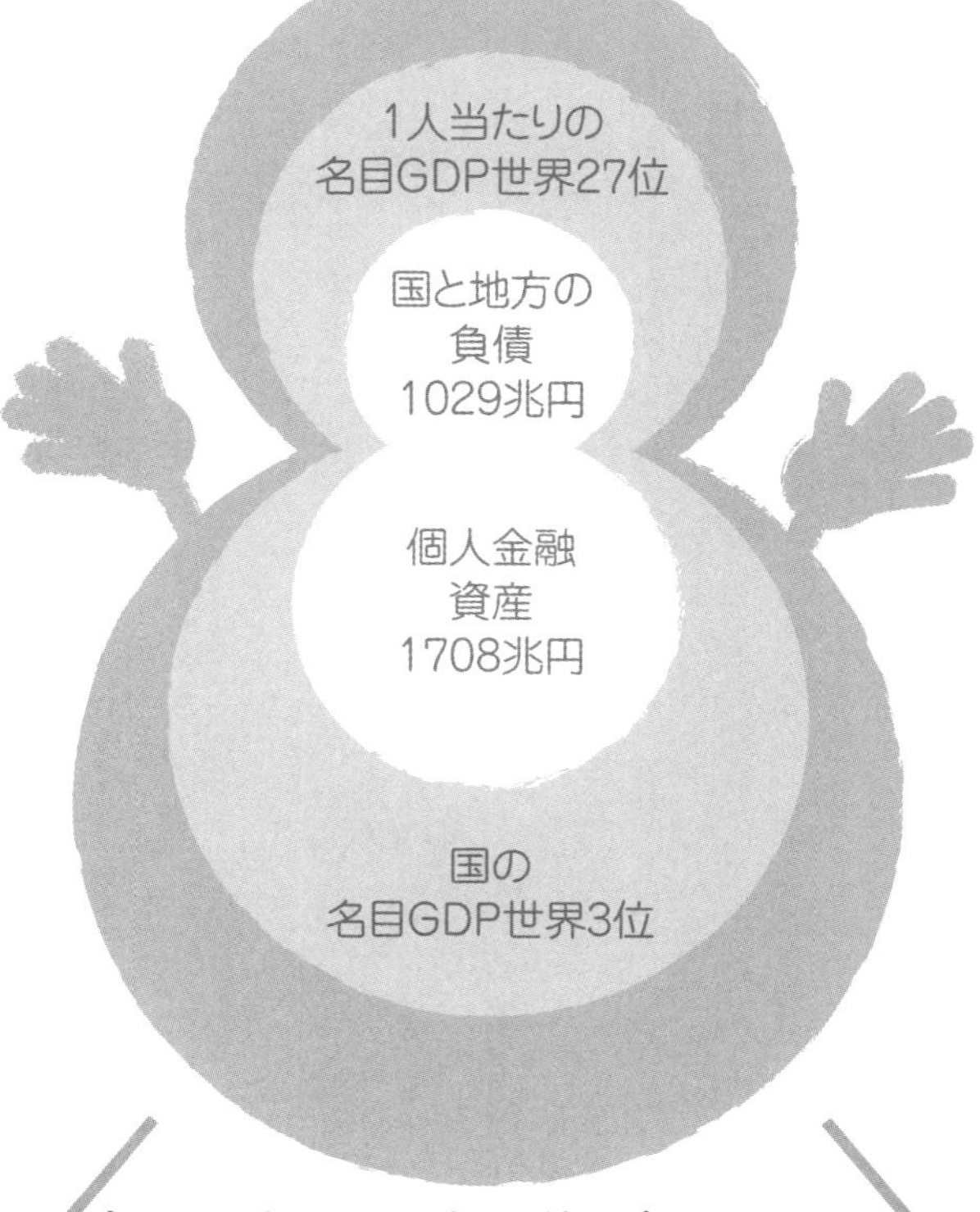
1人当たりの
名目GDP世界27位
国と地方の
負債
1029兆円
個人金融
資産
1708兆円
国の
名目GDP世界3位

知らぬ間に知識が増える!

一方で、負の側面として、国債、借入金、および政府短期証券を合わせた「国の借金」は、1029兆円にも達しています（財務省発表　2014年12月末現在）。

この2つの情報の、意味と数字を完全に理解する——これを知識の核とします。

これが理解できれば、個人金融資産が借金を大幅に上回っていることから、一部の人がいう日本の「破産」はすぐには起こり得ないことが、納得できます。

かといって、多額の借金を放っておくわけにはいかないこともわかるでしょう。

次に、この核の情報の周辺に、さまざまな関連知識を追加していきます。たとえば、日本のGDPはいくらで、世界何位なのか……などです。

数字を覚えるのが難しければ、これまで紹介した「語呂合わせ記憶法」や「チャンキング記憶法」を活用しましょう。

こうして、雪だるま式に少しずつ知識を増やしていけば、最初はつかみどころがないと思われた日本経済の話題も、徐々に理解できるようになります。

3日に1つずつでも知識を増やしていけば、半年後にはちょっとした日本経済通になっているはず。

ちなみに、日本の2014年度のGDPは、名目GDP460兆円で世界第3位です。もっとも、「そんなマクロのことなど、どうでもいい。それより私たちにもっと身近なことをしっかり覚えたい」という人がいるかもしれません。

それならば、年金やマイナンバーなどの身近な話も、同じような方法で、知識を習得できます。

一度会った人の名前と顔、このコツで忘れません！

「印象の薄い人」は「印象の濃い人」に変換して覚えます

人の名前がなかなか覚えられない――。

60代を過ぎると、こんな悩みを持つ人が増えてきます。でも、人の顔と名前を覚えることは、社会生活を円滑に送っていくうえで欠かせません。

それは、逆の立場になって考えればわかるでしょう。自分の名前を覚えてもらった人は強く印象に残りますし、親近感や信頼感を抱きやすいものです。なにかあったときには、一肌脱いであげようという気になってくれるかもしれません。

とくに、私のように年を重ねると、それがきっかけでつながる人脈が、非常に多くなってきたと実感しています。**人の名前を覚えることは、知識を得ることよりも格段に重要だ**と言えるかもしれません。

しかし、会った人の名前と顔を一度に覚えることは難しいものです。よほど特徴のある名前や顔でなければ、なかなか印象に残りません。

それならば、逆転の発想！

目の前の人を、自分のなかで「特徴のある印象的な人」に変えてしまえばいいのです。

目の前の人を「特徴ある印象的な人」として認識する方法は、5つあります。

①相手の名前を連呼する

初対面のあいさつのときは、「〇〇さんですね。よろしくお願いします」と、相手の名前を必ず言います。

口から言葉を発し、それを自分の耳から聞くことによって、脳にその名前を印象づけるのです。

会話のなかでも、ひんぱんに相手の名前を入れることが大切。たとえば、こんな具合です。

「田中さんはどちらにお住まいですか?」

「へえー、林さんはカメラがお好きなのですか!」

これを繰り返せば繰り返すほど、その人の名前が脳に刻み込まれていきます。相手も名前を呼ばれてイヤな気はしないでしょう。親近感を持たれれば一石二鳥です。

②外観の印象を脳に刻みつける

顔、髪型、あるいは眼鏡や服装など、その人の特徴をとらえて頭に入れます。とくに、**顔や髪型については、できるだけ単純化し、デフォルメしてとらえるのが効果的。**

「ライオンみたいな髪形をしている」

「カピバラのような雰囲気の人だなぁ」

「目と口元が、母方のおじさんに似ている」

こんな感じで、動物や知っている人にたとえるのが覚えるコツです。

その特徴は、あとで思い出すときのヒントとして、別れたあとで、名刺の裏や手帳にメモしておくといいでしょう。

③ストーリーづくりをする

ほかの人と区別するためのストーリーづくりも大切です。

「足助《あすけ》さんとは珍しいお名前ですね。どちらのご出身でいらっしゃいますか?」

「朽木《くちき》さんのご趣味はピアノとお聞きしましたが……」

失礼にあたらない程度の質問をして、個人情報を引き出し、イメージをふくらませていきます。

たとえば、茨城県出身の人ならば水戸納豆を食べている情景を、ピアノが趣味の人ならば洋館でピアノを弾いている情景をイメージして、1つのストーリーにするのです。こうすると、記憶に残りやすくなります。

④名刺や手帳にメモする

名刺をもらったら、その人の特徴だけでなく、会った場所や日時を必ずメモします。名刺がなければ、メモ帳や手帳に書いておきましょう。

そして、家に帰ってきたら、顔を思い出しながら名前を復唱します。

⑤寝る前に顔と名前をもう一度思い出す

最後の仕上げは、「夜寝る前1分間の復習」。ここで、その日にあった人の顔と名前をもう一度思い出して暗唱します。

何度も思い出すことで、確実に記憶に刻まれてきます。

7章

60代から頭を磨くトレーニング法

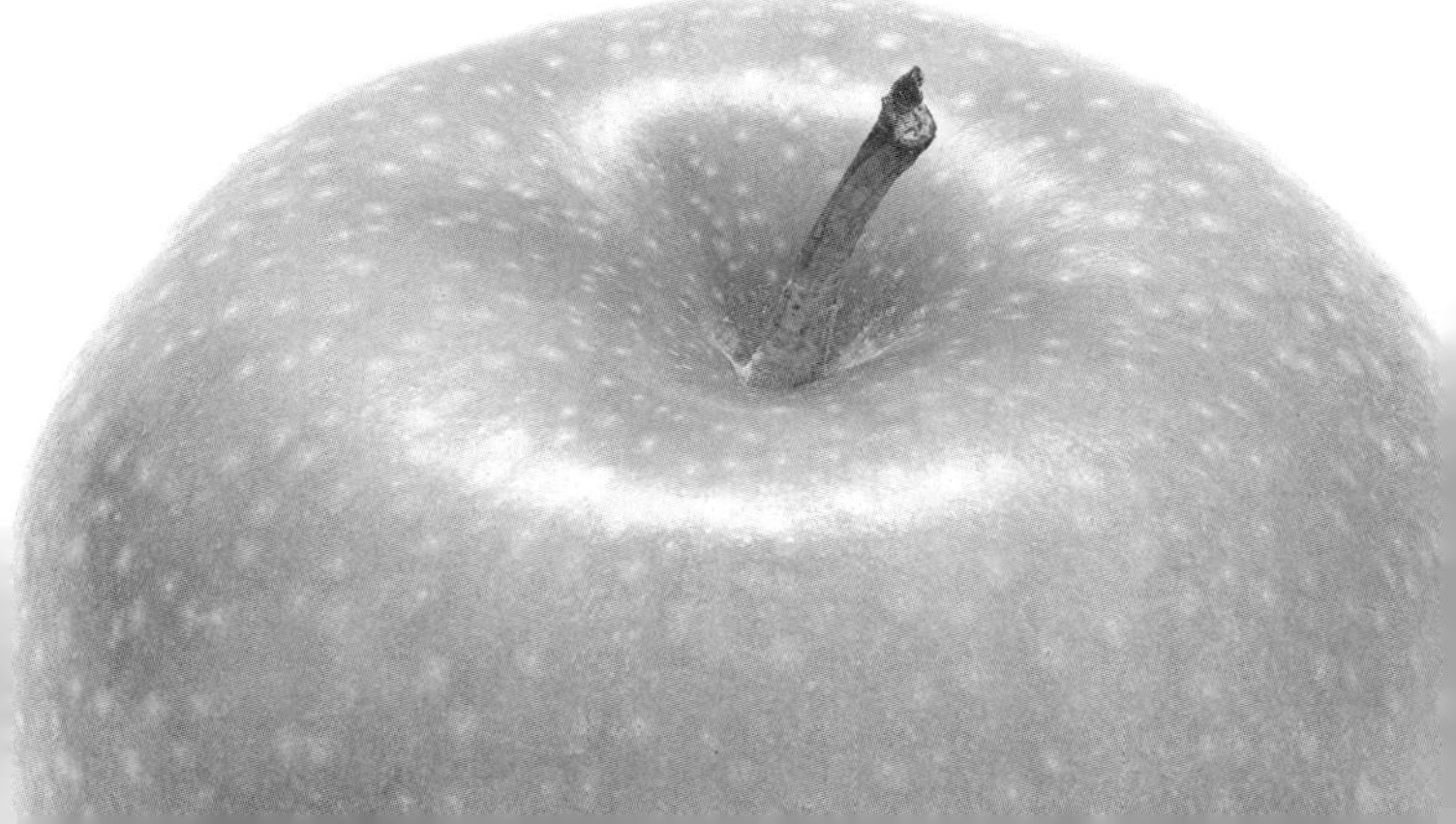

60代から始める脳活「略語記憶法」

東町3丁目・本町1丁目――似ているものを覚える法

お金や手間をかけなくても、脳は今日からすぐに鍛えられます。

大切なのは、「いつでもできる」「どこでもできる」ことをやること。

バスに乗車中でも、電車の待ち時間でも、街をブラブラと散歩しているときでも、脳は鍛えられます。そして、**「いつでも」「どこでも」脳を鍛えている人は、60歳を過ぎてもイキイキとしていられる**のです。

ときどき、バスや電車で、脳のトレーニング本を開いて熱中している同世代の人を見かけます。その懸命な努力を目にすると、「私もがんばらなければ!」という思いにかられますが、なかなかマネはできません。

生来の怠け者なので、わざわざ本を開いて勉強するのはおっくうですし、熱中して車酔いをしてしまうのは避けたいところ。

そこまでしなくても、**バスや電車のなかで、「お金や手間のかからない脳トレ」**をしてしまうのです。

それは、コレ! バスの停留所名の暗記です。

具体的な例をあげましょう。

東京都杉並区の西のはずれ、松庵という町に住んでいる私は、よくバスを使って吉祥寺の量販店に買い物に行きます。その車内で、停留場の名前を覚えるのが脳のトレーニングになるのです。

私が乗車するのは「松庵《しょうあん》二丁目」。ここを出ると、次の8つの停留所があります。

「松庵稲荷」

「松庵」

「南町五丁目」

「第三小学校」

「東町三丁目」

「本町《ほんまち》一丁目」

「サンロード入口」

「吉祥寺駅北口」


この8つの停留所の名前を、簡単に覚えるにはどうしたらいいでしょうか？

「松庵稲荷」「松庵」はすぐ近所なので、以前から頭に入っています。終点近くの「サンロード入口」と「吉祥寺駅北口」もわざわざ覚えなくても頭に入っています。

まぎらわしいのは、その間にある4つの停留所。どれも数字がついていて、地名も似通っています。それをどのように、覚えていくかがキーポイントです。

この場面では、**略語をつくって覚える「略語記憶法」が活躍します。**

視覚＋聴覚＝記憶力アップ！

次のように、**地名を省略し、抜き出したカタカナの部分だけを覚える**のです。

「ナンゴ（南町五丁目）」
「ダイサン（第三小学校）」
「トウサン（東町三丁目）」
「ホンイチ（本町一丁目）」

この略称を、「ナンゴ、ダイサン、トウサン、ホンイチ」と、呪文《じゅもん》を唱えるように繰り返し口にし、頭に刻み込んでいきます。

ここで大切なのは、**一つひとつの停留所の名前を、きちんと声に出して覚えること。そして忘れずに、頭に「漢字」も思い浮かべてください。**

そうすると、「聴覚」を使って覚えられるほか、頭にイメージする際に目を使うので、「視覚」にも訴えかけることになって、覚えやすくなります。

「ナンゴ、ダイサン」と、語呂を発するだけでは、それがなにを意味するのかは、ピンときませんね。ですから、漢字でその意味を補って、記憶を強化していきましょう。

もちろん、このトレーニングに使うのは、電車の駅名でも、近所のレストランの名前でもなんでも構いません。あなたが住む土地や、生活習慣に合わせて、トレーニングを実践してみてください。

ところで、私の自宅から吉祥寺までの停留所名を覚えると、もう一つのメリットがあります。それは、「着くまでにあと何分くらいかかるのか」という見当がつくこと。

たとえば私の場合、吉祥寺に行くといっても、ゆっくり買い物を楽しむ境遇にはありませんでした。家に介護が必要な家内を残して、買い物に行く機会が多く、3分間でも、5分間でも早く帰宅する必要があったのです。

ですから、「いま、この停留所に止まったということは残りは4つ。最長でも、あと何分で着くから、20分後には帰宅できるな」などと、**行動の予定を立てられるという現実的なメリットがあった**のです。

私のような場合でなくとも、バス停の順序を覚えて、次の行動予定を頭に描くことができれば、時間の上手な使い方ができて助かる人も少なくないと思います。

ぜひ、試してみてください。

歩きながら脳を鍛える法

1776、8943──たとえば、この数字をどう覚える?

お金をかけずに脳を鍛える方法は、私たちのまわりにいくらでも転がっています。

さきほどは、バス停の名前を覚えることで脳を鍛える方法を紹介しました。しかし、普段使うバス路線は決まっていますから、いったん覚えてしまえば、もう終わりです。活用例としてあげた、駅名も近所のレストランの名前も、やがてはネタ切れになる日が訪れます。

そこで、**トレーニングのネタがいつまでたっても尽きない、画期的な脳トレ術**を紹介しましょう。

まず、次の10組の数字をご覧ください。

1776、8943、3671、8889、4739、7624、9285、3737、4953、5971

なんの脈絡もない数字が並んでいますね。

それもそのはず！　これは今朝、私が駅へ行く道すがら、通り過ぎていった車のナンバープレートに書かれていた数字だからです。

じつは、私は、こうした車のナンバーを記憶することで、脳のトレーニングをしているのです。

どうやって数字を記憶しているのかというと、この章で紹介する「語呂合わせ記憶法」を駆使して、**数字を、自分にとって意味のある言葉に読み替えています。**

脳萎縮を防ぐ、語呂合わせのすごいパワー

さきほどの数字をどう読み替えたのか、見ていきましょう。

1776（いいな、なろう！）
8943（ヤクよさなきゃ）
3671（見ろ！　ナイターの野球）
8889（母は89歳）
4739（よいな！　桜）
7624（南無《なむ》、日蓮様よ）
9285（急に、はよ来い）
3737（皆々様）
4953（よくゴミが出る）

5971（国内の旅）

もちろん、この読み替え方法に正解はありません。ですから、百人百様の読み替え方があって構わないのです。

重要なのは、車のナンバーを覚え、頭を鍛えるということ。

同じように道を歩いていても、こうした〝読み替えゲーム〟をしている人と、ただ漠然と歩いている人とでは、**5年、10年経てば、脳の働きに大きな違いが出てくる**ことでしょう。

医学的なデータがあるわけではありませんが、認知症にかかる率も違ってくることは容易に想像できます。

脳を鍛えるうえで大切なのは、脳に対してつねに負荷をかけることです。

寝たきりになったり、宇宙船で無重力の状態に長くいたりして筋肉に負荷をかけないでいると、筋肉はどんどんと衰えていってしまいます。それが、人体における廃用萎縮という作用で、それは脳の神経細胞も同じだと先に述べました。

脳を鍛えることを怠って、一日中ぼんやりと過ごしていれば、どうなってしまうのか。やがて、神経細胞どうしの情報のやりとりは少なくなり、脳の働きは衰えていくでしょう。

逆に、何歳であれ、それに応じためいっぱいの〝脳〟**力維持の努力をしていれば、脳はそうそう衰えるものではない**のです。

「サクサクと覚えられる！」コツ

学生時代、鎌倉幕府の成立をどのように覚えたでしょうか？

「イイクニつくろう鎌倉幕府」と覚えた人は多いと思います。1192年を「イイクニ」と読むことで、単なる年号をサッと頭のなかに記憶できました。

また、テレビCMで、電話番号の4126を「ヨイフロ」と読ませた温泉ホテルは、一度で視聴者に電話番号を覚えてもらうことに成功しました。

余談ですが、このCMの作詞者が2015年12月に亡くなった野坂昭如《のさかあきゆき》さんであったことは、追悼記事で初めて知りました。

このように、年号や電話番号、あるいは長さや大きさなど、無味乾燥な数字の羅列を覚えるときに効果的なのが、「語呂合わせ記憶法」と言えます。

この記憶法を使うには、ちょっとしたコツがあります。それぞれの数字が、なんというカナに置き換えられるのかを、あらかじめ決めておくことです。

たとえば、「0」。これを「ゼロ」「レイ」と読むのは、誰にでも思いつくことですが、それだけでは応用はききません。

そこで、記号の「○」やアルファベットの「O」に形が似ていることから、「マル」「ワ」「オー」「オ」にも読めるようにすると、範囲が広がります。さらに、「なにもない（ゼロ）」という連想から、私は「ン」にもあてはめています。

ここで注意すべき点は、1つのカナを2つ以上の数字に割り当てないこと。

「4」や「7」は両方とも「シ」と読むことができます。応用がきくだろうと、両方に「シ」を割り当ててしまうとどうなるでしょうか？　あとで「どっちだったっけ？」と迷う原因になりかねません。

以上のことに気をつけて、数字のカナ読みを頭に入れておけば、どんな数字でもサクサクと覚えることが可能です。

手で書けば書くほど、脳は若返ります！

大事なことは「手書きで覚える」のが基本

どうしても覚えたい内容は、手で書くことが大切でしょう。

手を動かして書くことで、その内容が記憶にとどまるからです。

3章では、「頭で覚える記憶」（陳述記憶）と「体で覚える記憶」（手続き記憶）の違いについて説明しました。

自転車の乗り方を一度覚えた人は、いつまでたっても、乗り方を忘れることはありません。それは体を使って覚えたために、無意識の領域で記憶するからだ、という話でした。

それと同じように、**書くことで、「いつのまにか覚えて」しまいます。**

学生時代に英単語を覚えたとき、単に目で文字を追っただけの場合と、口で発音した場合、さらには、単語のつづりを手で書きながら覚えた場合、どれが最も効果があったか、覚えていますか?

私の感覚では、書いて覚えた単語は、かなり時間が経っても覚えていられました。ところが、口で発音しただけの単語は、なかなか覚えられなかったのです。ましてや、目で文字を追っただけの単語は、あっという間に忘却の彼方へ。覚えているつもりでも、いざ答案用紙に書いてみようとするとできませんでした。

小学生時代に、漢字を覚えるときも同じでした。1つの漢字を何回も何回も書くことで、漢字を体で覚えていったのです。

すると、面白いことに、試験中にどうしても思い出せない漢字が出てきたときに、とりあえず手を動かしてみたところ、書けたことがありました。

頭に単語が思い浮かばなくても、手がその漢字を覚えていた――まさに「体で覚える記憶」になっていたのだと思います。

最近は、日本語の上手な外国人が目立ってきましたが、彼らもこの「手書き記憶法」を活用して、世界中でもっとも難解と言われている漢字を習得しているようです。テレビ番組で、何度かそのような話を聞きました。

ただし、同じ手を使うにしても、パソコンのキーボードやスマホの入力のみでは、その単語を覚えることはできません。

手で「文字」を書くという作業が大切なのです。

だからこそ、覚えたい重要なことは、カードや手帳に手書きで写すことが、なにより効果的と言えます。

ただ単に読み流すよりも、手を使ったほうが、はるかに記憶の定着率が向上するのです。

書くことで、認知症を遠ざけられます

また、手や指を動かすことは、記憶を強化するだけではありません。認知症の予防や若返りにも、効果が高いことが最近の研究でわかってきました。

介護の現場では、体全体を動かす体操と合わせて、手や指の体操を欠かさずに行なっているところが多いものです。

そろばんや折り紙をプログラムに入れている施設もあります。

大切なのは、**いつも同じような動かし方をするのではなく、少しずつ新しい動きを加えること**です。同じ動きを繰り返すだけでは、なにも考えずに、反射的にできるようになってしまい、脳に新しい刺激は伝わりません。

ところが、少しでも新しい動きをすると、それまでとは違った刺激が脳へ走るため、脳は活性化されます。

手を動かすことが多い職業の人が、いつまでも健康でいられるのはこのためです。

画家、書家、音楽家、または、編み物や手芸をする人などに、長命の人が多いことはよく知られています。

たとえば、日本画家の堀文子さんは97歳を越え、いまだに作品を発表し続けています。書家の篠田桃紅さんは、最近ベストセラーを上梓して、世間を括目《かつもく》させました。音楽家としては、朝比奈隆さんが長命を全うさせたことで有名です。

文字を書くという行為は、簡単にできて、理想的な手や指の動かし方だと言えます。文字を書くときに、いつも同じ動きはしないからです。ですから、文字を書けば、脳に新しい刺激が送り続けられることになります。

こうして、脳が刺激を受けると、記憶力も鍛えられていくのです。

60代からの脳は「孤独な時間」が必要！

ときには「ボーッとしていること」が大切

鍛えなければ、脳は衰える一方です。

かといって、**つねに緊張状態にあれば、脳は疲れはててしまいます。**鍛えているつもりが、逆効果になってしまう恐れがあるのです。

これまで私は、「バスに乗っていても停留所名を覚えよう」とか、「道を歩いているときでも車のナンバーを覚えよう」といったように、厳しめのトレーニングばかりをおすすめしてきました。

でも、たまにはその反対に、なにもしないでボーッとしていることも、脳を活性化させるためには有効な方法になるのです。

この2つは矛盾するようですが、けっしてそうではありません。

生活の大部分では、ある程度、緊張感を保つ習慣を維持しながらも、一定の間隔でその緊張を解きほぐす時間を設ける――**この硬軟の時間をバランスよく保つのが、理想的なあり方なのです**。

たしかに、1日中ボーッとしていては、人間は成長できません。

しかし、四六時中、交感神経を刺激してアドレナリンを分泌し続けると、脳は疲弊しきってしまいます。

「もうオレは疲れたよ。これ以上は働けない」と、さぼる方向にも傾きかねません。

ときには休息をとってください。そうすれば、単に努力を続けていたとき以上の、思わぬ成果が生まれることもあります。

もちろん、ずっと休んでいては脳が衰えてしまいますが、脳を働かせる時間と休ませている時間のメリハリをつくるのは、なによりも大切なことなのです。

本書を読んでいる皆さんも、そろそろお疲れのころでしょう。読み終えたら、10分ほどの休憩を入れるといいでしょう。

学習心理学で、なにかを学ぶときには「高原現象」が起こると言われています。

それは、たとえば本を読み始めたとして、ある地点までは順調に読み進むのですが、一定地点まで来ると、本を読むスピードが落ちてしまうもの。左図を見ると一目瞭然《いちもくりょうぜん》ですが、カーブが、高原のように平らになってしまいます。

そこで休憩を入れると、また集中力が戻ってくるというわけです。

この休憩効果を証明したのが、ご存じの人も多いのではないでしょうか。パブロフの犬を使った条件反射の実験です。

「音を鳴らしたときに、えさを与える」これを続けていくと、やがて、音がなくても犬は唾液を出すようになります。ただ、えさを与えずに、音だけを鳴らし続けると、唾液は出なくなる。

「10分の休息」で劇的に覚えやすくなる!

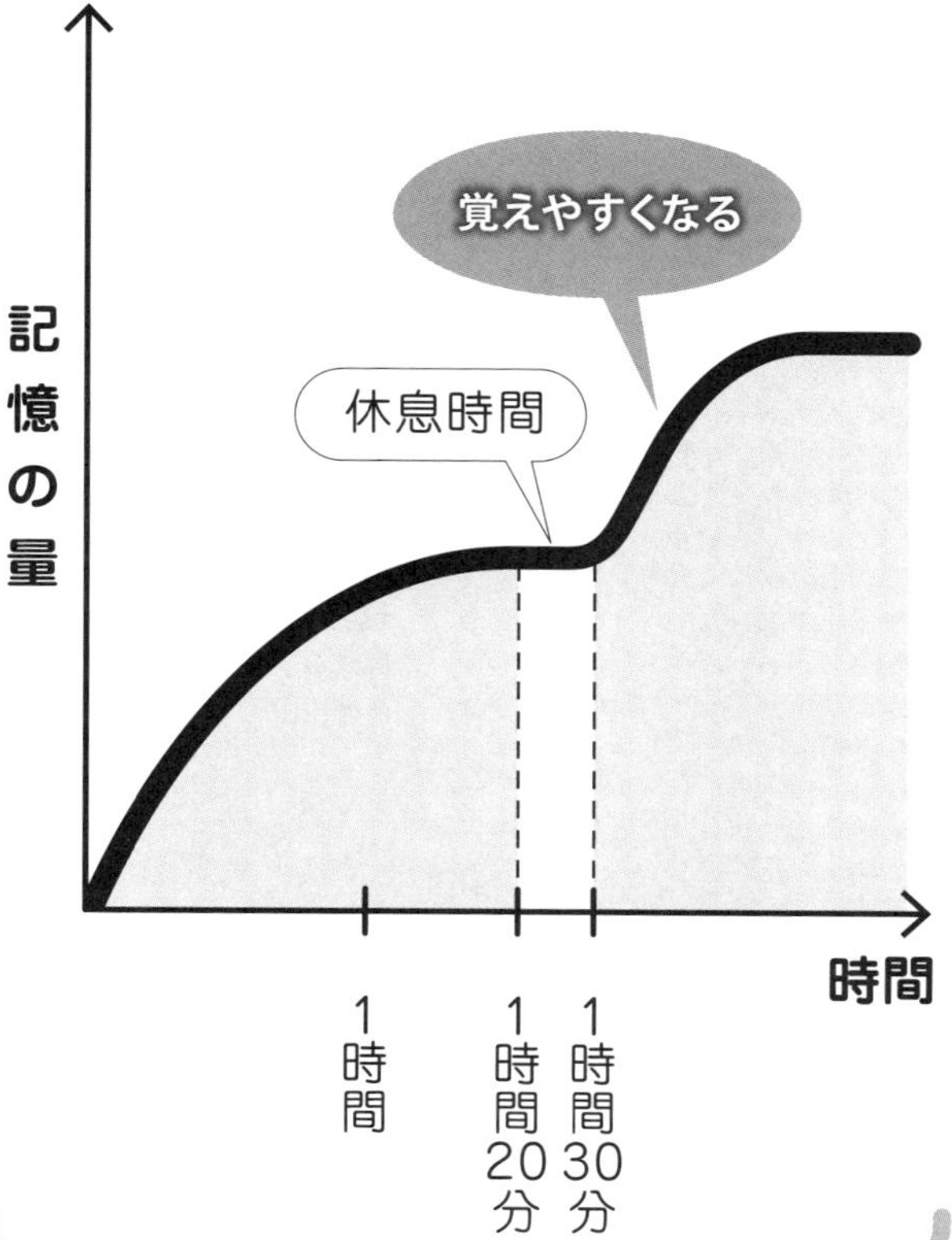

ところが、休憩を入れるとどうでしょう。

なんと、えさを与えなくても、条件反射で唾液を出す状態に戻ったのです。

このように、休憩は大事なので、およその目安として、1時間半に10分ほどの休憩をはさむことをおすすめします。

「孤独な時間」こそ賢い60代の時間

ベストセラー漫画『静かなるドン』で知られる漫画家の新田たつおさんは、「アイデアが浮かぶのは、ボーッとしているときですね」と語り、**これを「放心力」と名づけています**（東京新聞「コンパス」欄　2015年4月10日）。

この「放心力」という言葉に、私は感心しました。

また、国際政治評論家の佐藤優さんも、ベストセラー『「ズルさ」のすすめ』（青春出版社）のなかで、「なにもしない孤独な時間こそ賢者の時間である」と述べて、そうした時間を持つことを読者にすすめています。

さらに、こうした「放心」の重要性を述べたエピソードは、時代をさかのぼっていくと、古代ギリシャ人の数学者アルキメデスの故事にたどりつきます。

彼の脳に、物体を液体に沈めると、その物体は押しのけた液体の重さと等しい浮力を持つ——というアルキメデスの原理がひらめいたのは、風呂に入って頭を休めているときのことでした。

まさに「放心」しているそのときだったのです。彼は喜びのあまり、「エウレカ！」（ギリシャ語で「わかったぞ！」という意味）と叫んで、裸のまま町を走り回ったというのは有名な話です。

この2000年以上前の世界的なエピソードからも、「放心」の大切さが読み取れますね。

「ときには放心する」あるいは「頭が疲れたら休む」と言うと、怠けるように聞こえるかもしれませんが、そんなことはありません。

とくに、**体力がやや落ち気味の60代以上の人にとって頭を使い続けることは、肉体**

的にも精神的にも厳しく、大きな疲労が蓄積します。

適度に休息をはさんで脳の疲労回復を図れば、脳は前にも増して活発に働いてくれることでしょう。

そう、「放心」という行為も、これから脳を鍛えようとしている人にとって、非常に有益なアドバイスになります。最後に、そんな言葉も加えておきたいと思います。

編集協力　二村高史
進行協力　丹由美子
DTP　オーパスワン・ラボ
佐藤正人
画像提供
©studiopure,
©rades - Fotolia

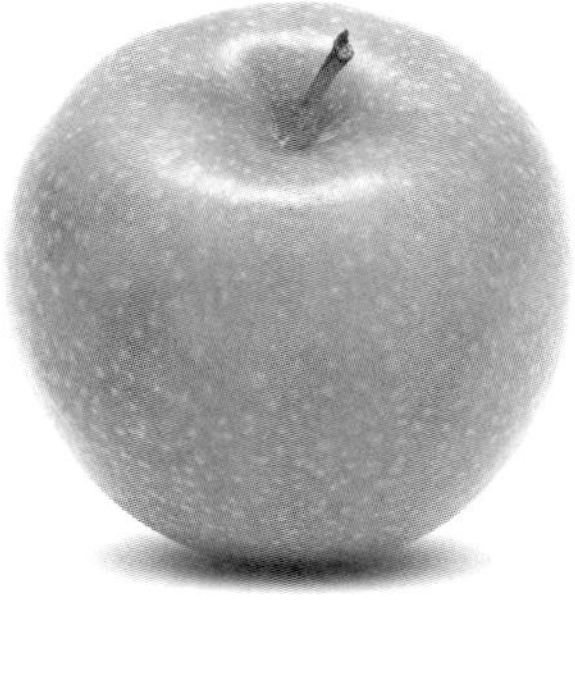

本書は、本文庫のために書き下ろされたものです。

高島徹治（たかしま・てつじ）

能力開発コンサルタント。社会人の「脳力開発」指導の第一人者。

1937年東京都生まれ。早稲田大学政経学部中退後、経済ジャーナリスト、出版社社長を経て、能力開発コンサルタントとして活躍。社会保険労務士、行政書士をはじめ、現在では90をこえる資格を持つ。

著書に、『すごい勉強法』（知的生きかた文庫）など多数。

〈連絡先〉資格情報研究センター
TEL　03-3332-8123
メールアドレス
t-takashima@mrh.biglobe.ne.jp

知的生きかた文庫

60代《だい》から簡単《かんたん》に頭《あたま》を鍛《きた》える法《ほう》

著者　高島徹治《たかしまてつじ》
発行者　押鐘太陽
発行所　株式会社三笠書房
〒一〇二‐〇〇七二　東京都千代田区飯田橋三‐三‐一
電話〇三‐五二二六‐五七三四〈営業部〉
〇三‐五二二六‐五七三一〈編集部〉
http://www.mikasashobo.co.jp
印刷　誠宏印刷
製本　若林製本工場

ISBN978-4-8379-8394-1 C0130

「知的生きかた文庫」の刊行にあたって

「人生、いかに生きるか」は、われわれにとって永遠の命題である。自分を大切にし、人間らしく生きよう、生きがいのある一生をおくろうとする者が、必ず心をくだく問題である。

小社はこれまで、古今東西の人生哲学の名著を数多く発掘、出版し、幸いにして好評を博してきた。創立以来五十余年の星霜を重ねることができたのも、一に読者の私どもへの厚い支援のたまものである。

このような無量の声援に対し、いよいよ出版人としての責務と使命を痛感し、さらに多くの読者の要望と期待にこたえられるよう、ここに「知的生きかた文庫」の発刊を決意するに至った。

わが国は自由主義国第二位の大国となり、経済の繁栄を謳歌する一方で、生活・文化は安易に流れる風潮にある。いま、個人の生きかた、生きかたの質が鋭く問われ、また真の生涯教育が大きく叫ばれるゆえんである。

そしてまさに、良識ある読者に励まされて生まれた「知的生きかた文庫」こそ、この時代の要求を全うできるものと自負する。

本文庫は、読者の教養・知的成長に資するとともに、ビジネスや日常生活の現場で自己実現できるよう、手助けするものである。そして、そのためのゆたかな情報と資料を提供し、読者とともに考え、現在から未来を生きる勇気・自信を培おうとするものである。また、日々の暮らしに添える一服の清涼剤として、読書本来の楽しみを充分に味わっていただけるものも用意した。

良心的な企画・編集を第一に、本文庫を読者とともにあたたかく、また厳しく育ててゆきたいと思う。そして、これからを真剣に生きる人々の心の殿堂として発展、大成することを期したい。

一九八四年十月一日

押鐘冨士雄

知的生きかた文庫

定年後のお金の不安を解決する本

奥村彰太郎 監修

年金はいくらもらえるのか？　保険は本当に必要か？　定年後の資金はいくらあれば安心か？　定年後に直面するお金の不安を未然に解消する方策！

50代から上手に生きる人ムダに生きる人

清水義範

50代から「上手に生きる人」「ムダに生きる人」の差とは何か？　作家・清水義範が名著『徒然草』を読み解き、人生を「賢く面白く」生きる秘訣を指南。

60歳からの人生の整理学

轡田隆史

人生の区切りで考える、これから「必要なこと」、もう「不要なこと」。これから先、本当に大切なことだけのために、時間とエネルギーを使う！

自分らしい「最高の老後」のつくり方

山﨑武也

家族・健康・お金・人づき合い……もっと自由に、もっと身軽に〝これから〟を満喫しよう！　老後を「本当に贅沢な時間」に変えるための秘訣集。

60代からの「恥ずかしくない」生き方

保坂　隆

60歳からは、人生の黄金期を愉しみながら、人間として成熟し、本当に価値ある生き方を実現していくための時間。完全燃焼して生きるためのヒント集！

C50246

知的生きかた文庫

なぜ「粗食」が体にいいのか

帯津良一
幕内秀夫

なぜサラダは体に悪い？――野菜でなくドレッシングを食べているからです。おいしい＋簡単な「粗食」が、あなたを確実に健康にします！

病気にならない全身の「ツボ」大地図帖

帯津良一
藤井直樹

誰でも自分で手軽にできる、温まる。安全で確かな効果があるツボを症状別に紹介。全身の「気と血」の流れが整います。痛み、ストレス解消、老化予防にも。

「全身の疲れ」がスッキリ取れる本

志賀一雅

「仕事は疲れる。でも、ゴルフは疲れない」のはなぜ？――「脳が最高に喜ぶ」コツ、「絶好調の自分」の作り方など、頭・体・心がすぐラクになる本！

疲れない体をつくる免疫力

安保徹

免疫学の世界的権威・安保徹が、「疲れない体」をつくる生活習慣をわかりやすく解説。ちょっとした工夫で、免疫力が高まり、「病気にならない体」が手に入る！

体がよみがえる「長寿食」

藤田紘一郎

〃腸健康法〃の第一人者、書き下ろし！年代によって体質は変わります。自分に合った食べ方をしながら「長寿遺伝子」を目覚めさせる食品を賢く摂る方法。

C50245